CAROLINE OBLASSER

FREE YOGA

JEDERZEIT AN JEDEM ORT

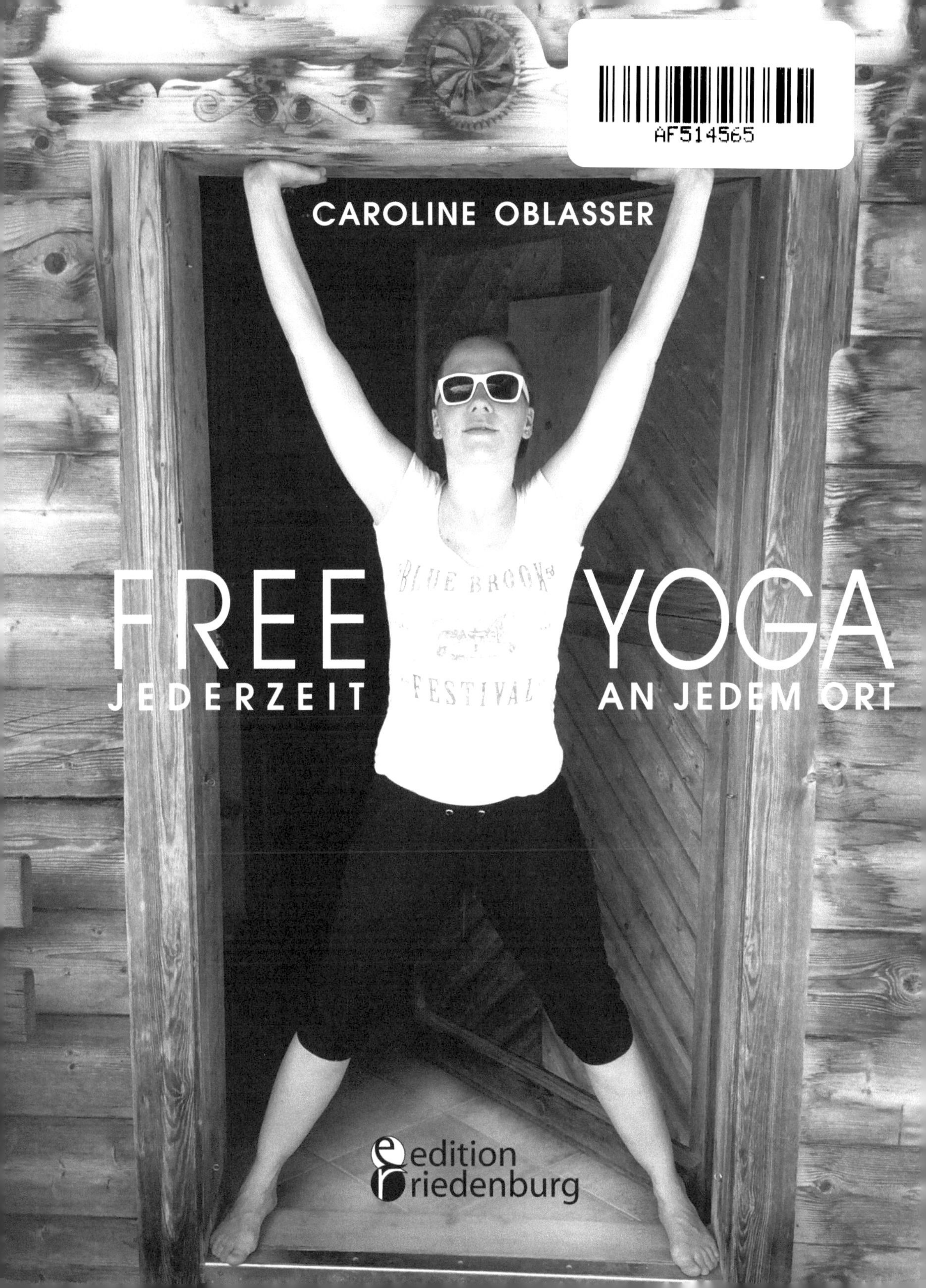

edition riedenburg

Bibliografische Information der Deutschen Nationalbibliothek:
Die Deutsche Nationalbibliothek verzeichnet diese Publikation in der Deutschen Nationalbibliografie; detaillierte bibliografische Daten sind im Internet über http://dnb.d-nb.de abrufbar.

1. Auflage	Juli 2015
© 2015	edition riedenburg
Verlagsanschrift	Anton-Hochmuth-Straße 8, 5020 Salzburg, Österreich
Internet	www.editionriedenburg.at
E-Mail	verlag@editionriedenburg.at
Lektorat	Dr. Heike Wolter, Regensburg
Fachlektorat	Mag. Anna Klaffinger BA (www.yogajetztundhier.at), zertifizierte Yogalehrerin: Yoga Flows, Restorative Yoga, Tiefenentspannung
Fotos	© edition riedenburg
Satz und Layout	edition riedenburg
Herstellung	Books on Demand GmbH, Norderstedt

ISBN 978-3-903085-03-9

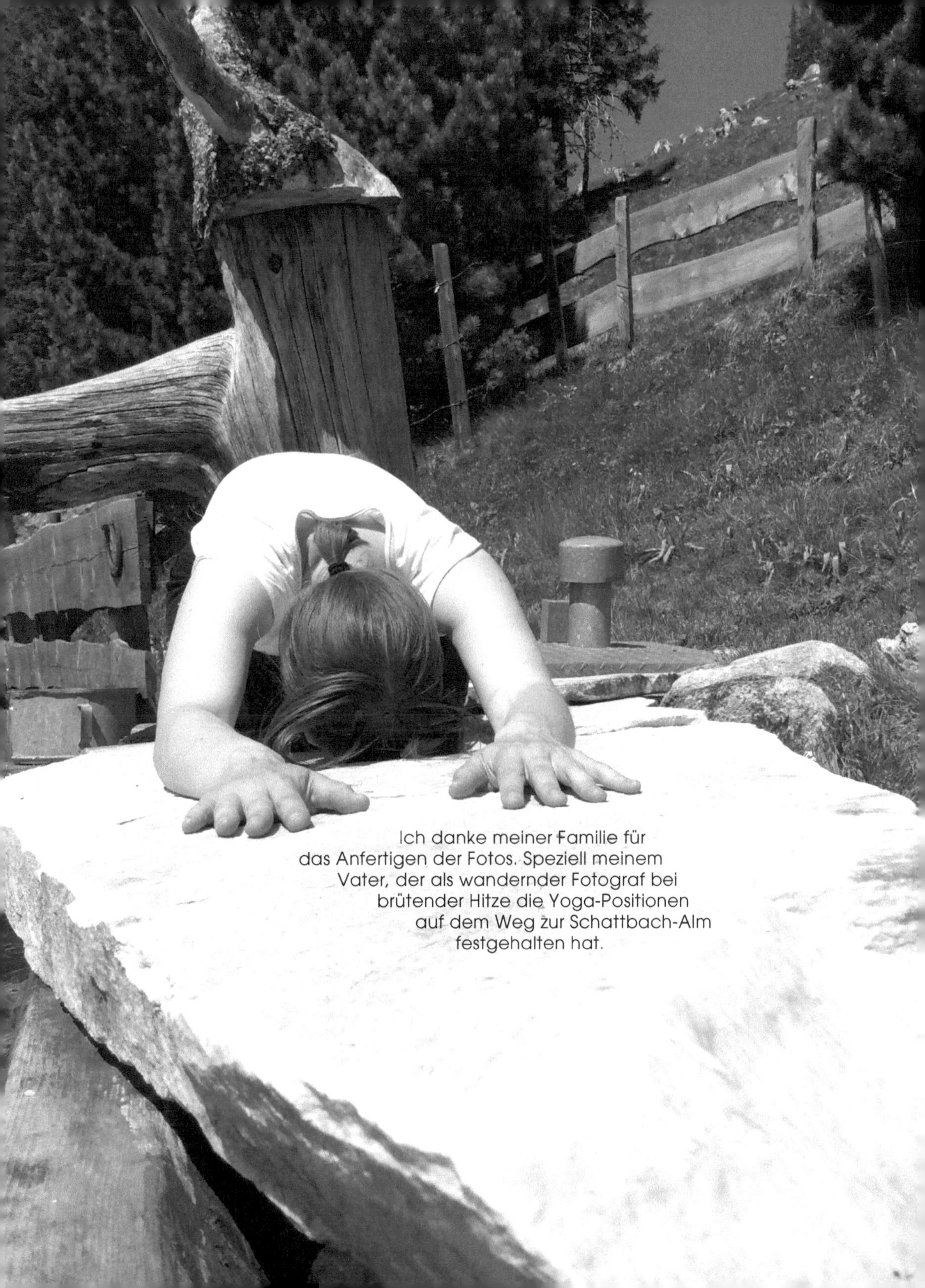

Ich danke meiner Familie für das Anfertigen der Fotos. Speziell meinem Vater, der als wandernder Fotograf bei brütender Hitze die Yoga-Positionen auf dem Weg zur Schattbach-Alm festgehalten hat.

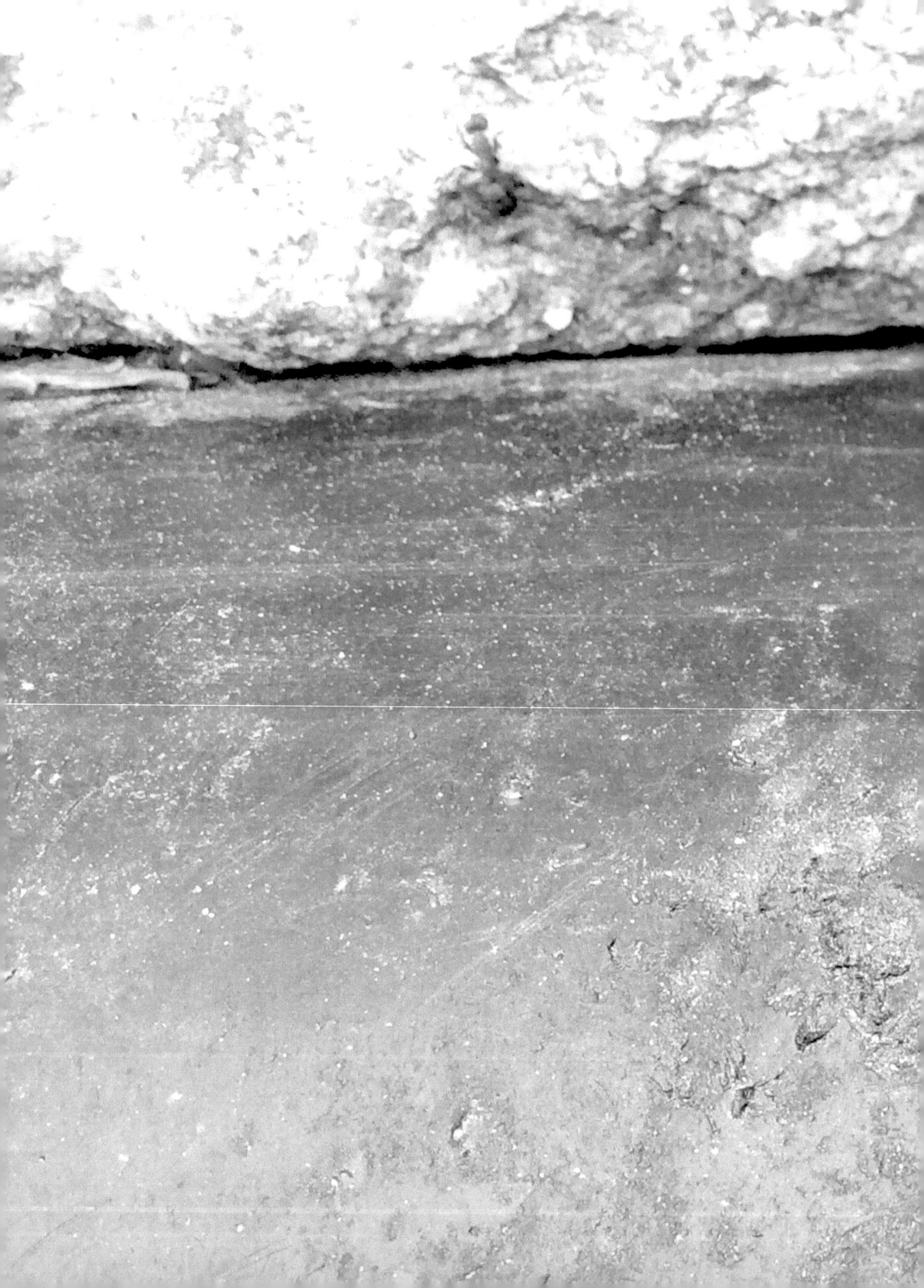

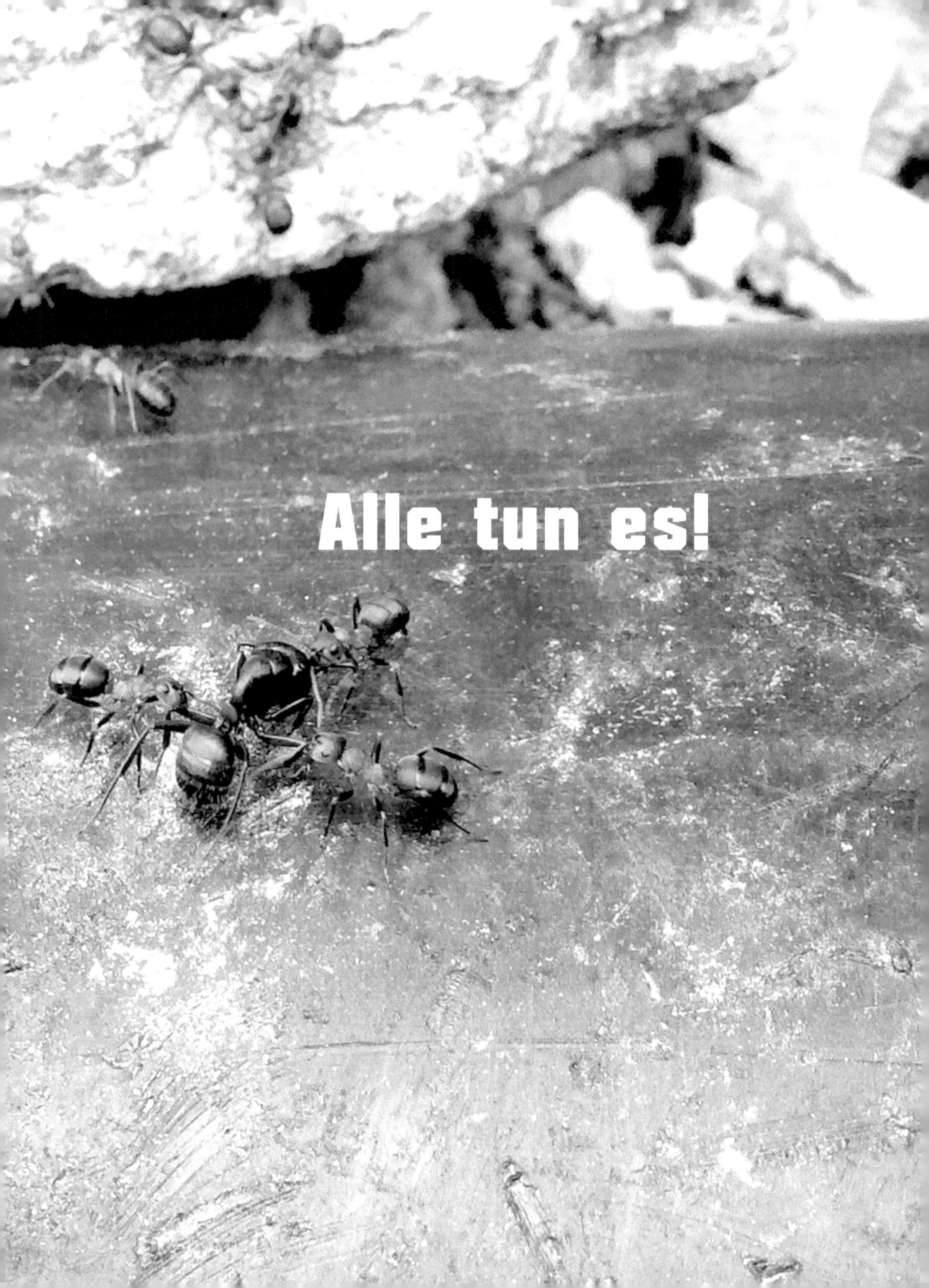
Alle tun es!

Yoga begegnet uns überall.

Auch an Orten, wo wir es gar nicht vermuten würden.

Betrachte doch einmal einen wimmelnden Ameisenhaufen oder fleißige Ameisen, die etwas transportieren. Sofort werden dir gewisse geometrische Muster – wie beispielsweise Dreieckspositionen – auffallen, die sich offenbar optimal zur Kraftübertragung eignen.

Aber natürlich machst du nicht Yoga, weil du eine Ameise werden möchtest. Sondern vielleicht, weil du, so wie ich, deinen Körper weich und flexibel halten möchtest, während du ihn gleichzeitig stärkst.

Nun könnte man sagen, Yoga sei nichts anderes als Gymnastik. Gäbe es da nicht zwei entscheidende Punkte, die grundlegend anders sind.

1. Der Atem

Wer gelernt hat, seinen Atem durch Yoga-Übungen zu kontrollieren, der hat in Prüfungs- oder Auftrittssituationen, bei einer Geburt oder ganz allgemein im Alltag die besseren Karten. Viel zu selten widmen wir unserem Atem überhaupt Beachtung, und wenn es stimmt, was ich gehört habe, dann leben langlebige Menschen deshalb länger, weil sie tiefer und bewusster atmen.

In reiner, unverpesteter Luft ist das tiefe Atmen natürlich doppelt so viel wert wie an einer Hauptverkehrsstraße. Auch Singen hilft, den Lungen Raum zu verschaffen. Unter der Dusche oder wo immer.

2. Der Fokuspunkt

Kennst du das? Vor lauter Zerstreutheit gelingt einem etwas nicht und das, was man eigentlich erreichen möchte, rückt in weite Ferne.

Mit Yoga lernst du, dich auf einen Fokuspunkt zu konzentrieren. Echte Yogis nennen das „Drishti". Dieser Fokuspunkt kann zum Beispiel zwischen den Augen liegen. Oder auch an der Nasenspitze, am Bauchnabel oder in jener Handinnenfläche, die du gerade zum Himmel streckst.

Prinzipiell geht es darum, sich ohne Ablenkung von außen bedingungslos einer Sache zu widmen. Wer seine Kräfte bündelt, kann gesteckte Ziele leichter erreichen – und kippt auch auf einem Bein nicht um.

Achtsamkeit als Maßstab

Je öfter du Yoga praktizierst, desto besser. Manche Yogis werden dir allerdings dazu raten, eher längere Sequenzen zu üben, als nur bestimmte Übungen herauszupicken.

Ich bin der Meinung: Nimm dir, was gut für dich und deinen Körper ist. Wenn dir bestimmte Yoga-Aspekte besonders gefallen, du dich gut dabei fühlst und achtsam mit dir umgehst, kannst du auch mit einzelnen Übungen viel Gutes bei dir bewirken. Vor allem dann, wenn du dein Lieblings-Yoga im Alltag regelmäßig einbaust. Zum Beispiel als Zehenstand beim Zähneputzen.

Folge deinem Körper

Bestimmt kommst du schon bald auf ganz neue Ideen und erfindest deine eigenen Varianten! Folge dem Verlangen deines Körpers, pass aber auf, dass du vor allem für Beuge- und Dehnübungen gut aufgewärmt bist.

Zur Aufwärmung empfiehlt es sich, beispielsweise einige Zeit die Übung auf Seite 41 sowie mehrmals den Sonnengruß (Seite 52) zu praktizieren. Je nachdem, wie beweglich du danach bist, wirst du noch weitere leichte Aufwärmübungen brauchen, um auf Betriebstemperatur zu kommen.

Gib deinem Körper diese Zeit und verhindere so Verletzungen. Yoga darf niemals schmerzhaft sein und du solltest stets behutsam mit den Fähigkeiten deines Körpers umgehen.

Stelle dich nicht in Konkurrenz zu anderen, sondern finde dein eigenes Tempo und deine eigene Art, die Übungen zu praktizieren.

Wenn dir eine Übung als zu schwierig erscheint, wähle eine leichtere Variante oder lasse sie aus.

Vielleicht wirst du bei regelmäßigem Üben schon bald feststellen, dass dir dieses oder jenes nun gelingt, was ehemals unmachbar erschien.

Dein Körper ist ein Wunder! Lasse dich darauf ein und schenke ihm jeden Tag bei jedem Wetter ein bisschen gezielte Beachtung.

Und nun wünsche ich dir viel Spaß beim Yoga in der freien Natur – oder ganz einfach dort, wo du gerade bist.

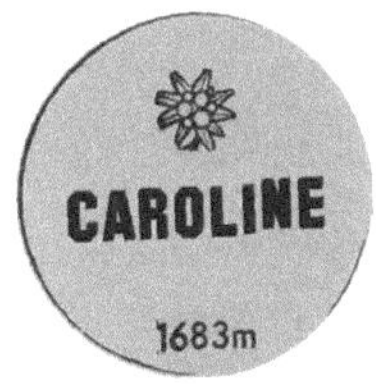

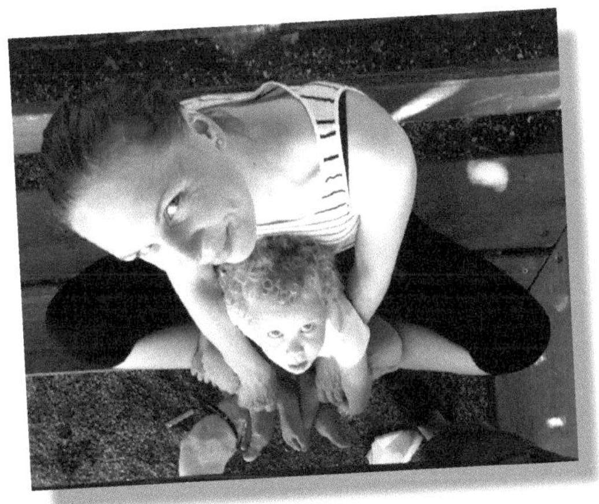

Im „Schmetterling" sitzen – auch Kinder haben diese Haltung gern. Bringe dafür deine Fußsohlen zueinander und umgreife die Füße mit beiden Händen. Nun kannst du dich aktiv aufrichten und die Knie Richtung Boden oder – wie hier – Bank bringen. So dehnst du deine Oberschenkel-Innenseiten und streckst die Wirbelsäule.

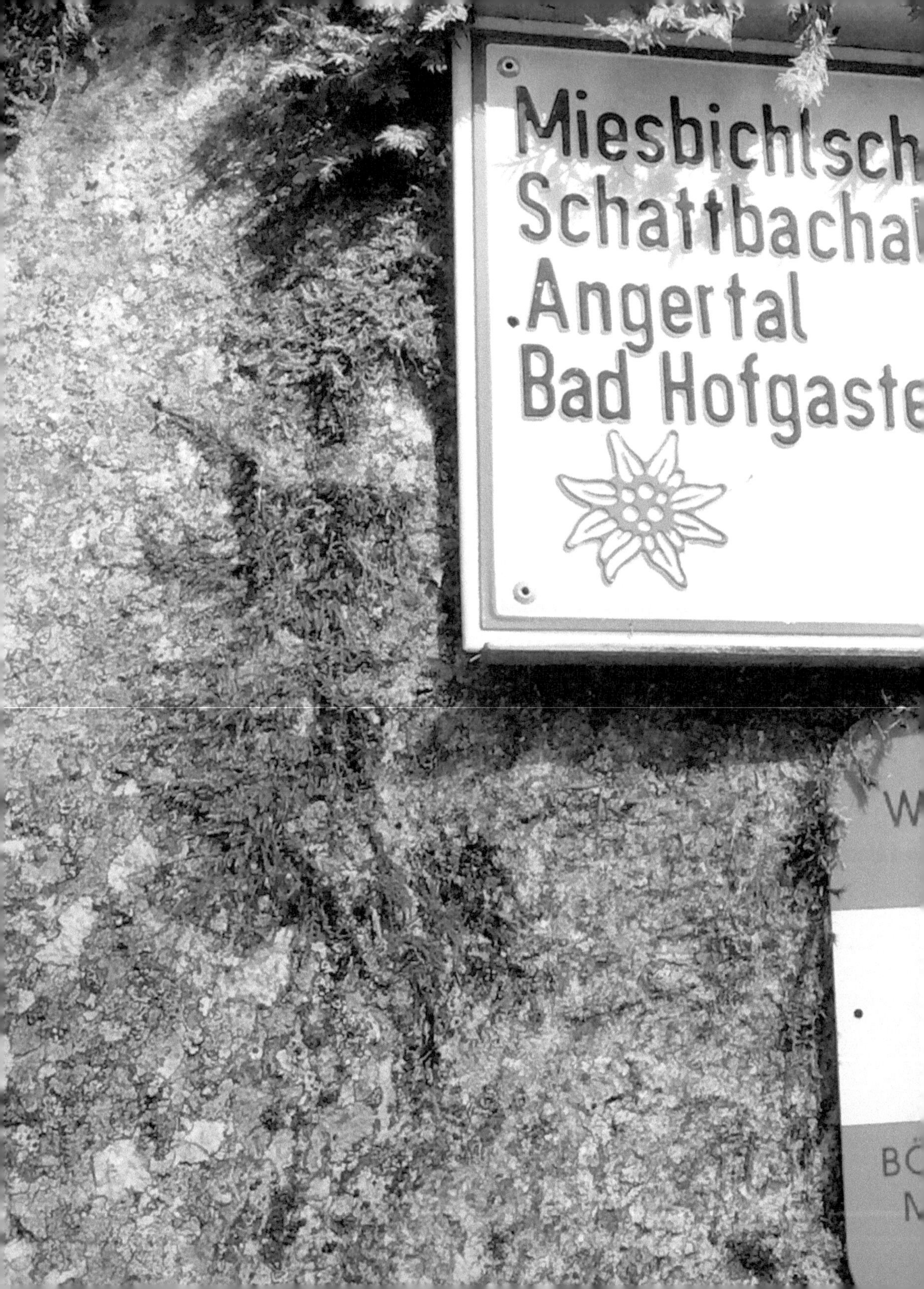
Miesbichlsch
Schattbachal
Angertal
Bad Hofgaste

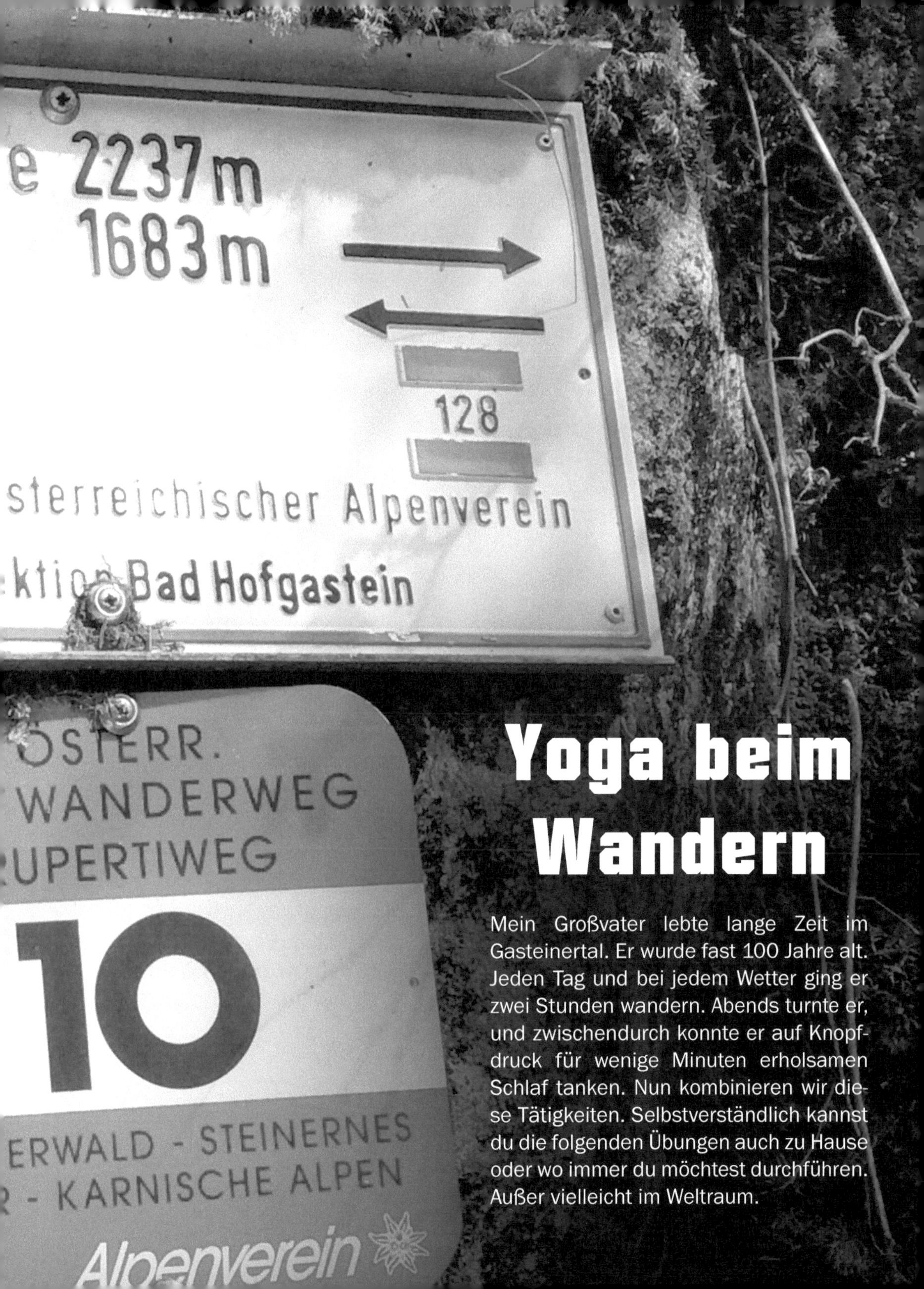

Yoga beim Wandern

Mein Großvater lebte lange Zeit im Gasteinertal. Er wurde fast 100 Jahre alt. Jeden Tag und bei jedem Wetter ging er zwei Stunden wandern. Abends turnte er, und zwischendurch konnte er auf Knopfdruck für wenige Minuten erholsamen Schlaf tanken. Nun kombinieren wir diese Tätigkeiten. Selbstverständlich kannst du die folgenden Übungen auch zu Hause oder wo immer du möchtest durchführen. Außer vielleicht im Weltraum.

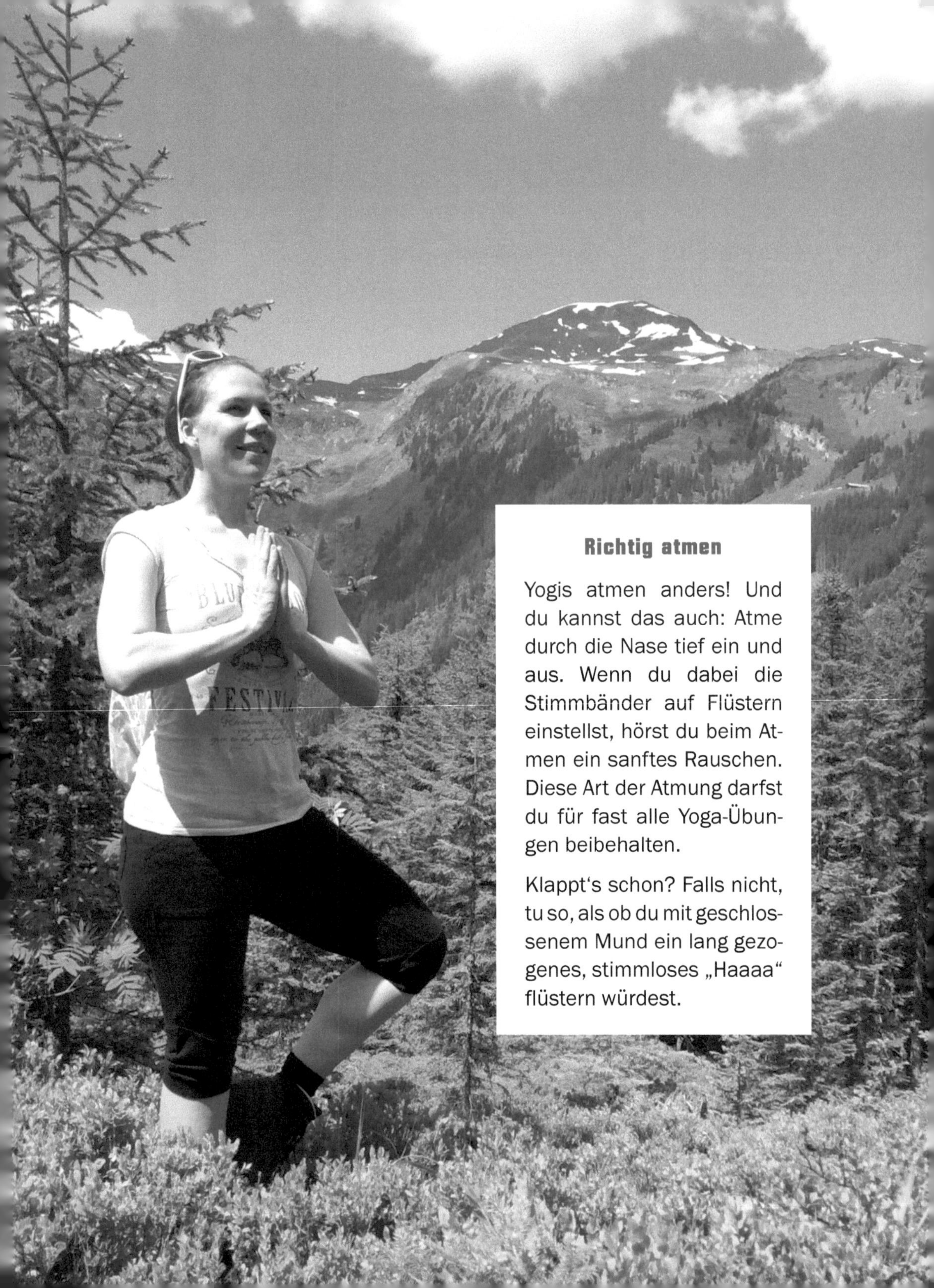

Richtig atmen

Yogis atmen anders! Und du kannst das auch: Atme durch die Nase tief ein und aus. Wenn du dabei die Stimmbänder auf Flüstern einstellst, hörst du beim Atmen ein sanftes Rauschen. Diese Art der Atmung darfst du für fast alle Yoga-Übungen beibehalten.

Klappt‘s schon? Falls nicht, tu so, als ob du mit geschlossenem Mund ein lang gezogenes, stimmloses „Haaaa“ flüstern würdest.

BAUM 1: VERWURZELUNG

Eine der bekanntesten Yoga-Übungen ist zweifelsohne der „Baum“.

Wenn du feste Schuhe anhast, reicht es, wenn du das Spielbein bei der Wade absetzt.

Vermeide in jedem Fall, den Fuß am Knie abzustellen! Dein Knie könnte sonst ernsthaft beleidigt sein. Positioniere den freien Fuß daher immer entweder unterhalb oder oberhalb des Kniegelenks.

Du kannst die Handflächen, wie auf dem Bild gezeigt, vor dem Herzen zueinander bringen. Aber es ist auch möglich, die Arme nach oben zu strecken und die geschlossenen oder geöffneten Hände in Richtung Himmel zu strecken.

Fokussiere einen festen Punkt vor dir. So fällt es dir leichter, dich zu verwurzeln.

Komme, sobald es sich für dich richtig anfühlt, auf beide Füße zurück und warte so lange, bis sich beide Beine wieder gleichmäßig anfühlen.

Übe die Position anschließend mit dem anderen Bein als Standbein.

Bemerkst du, wie dein Körper zu jeder Zeit das Gleichgewicht ganz automatisch für dich wiederherstellt? Im Baum trainierst du aber nicht nur dein Gleichgewicht, sondern kräftigst auch die Träger deines Körpers. Wann immer du die Möglichkeit hast, übe den Baum barfuß. Deine Füße und Zehen werden es dir danken.

NEIGE DICH ZUR SEITE

„Seite, Seite, Mitte, Breite", heißt es beim Gummihüpfen. Dehne deine Seite, stärke deine Mitte und werde breit. Unterwegs kannst du dich vielleicht auch visuell ans Gelände anlehnen und so einen Gleichklang mit der Natur herstellen.

Stelle dich aufrecht hin. Komme dann mit dem rechten Fuß nach vorne, den linken stellst du schräg.

Positioniere deinen rechten Unterarm auf deinem rechten Oberschenkel.

Deine linke Hand zieht als Verlängerung deines Rumpfes nach vorne oben, dein Konzentrationspunkt ist in die Innenfläche der rechten Hand gerichtet. An meinen Rippen erkennst du, dass sich der Brustkorb idealerweise zum Himmel hinauf dreht.

Du kannst nun Daumen und Zeigefinger der linken Hand zusammenbringen.

Trainiere anschließend deine andere Körperseite, indem das linke Bein nach vorne kommt und die rechte Hand nach vorne oben zieht.

Wenn dir danach ist, kannst du den oberen Arm auch hinter deinen Rücken bringen, die Oberschenkel-Oberseite von oben greifen und so deine Schultern öffnen.

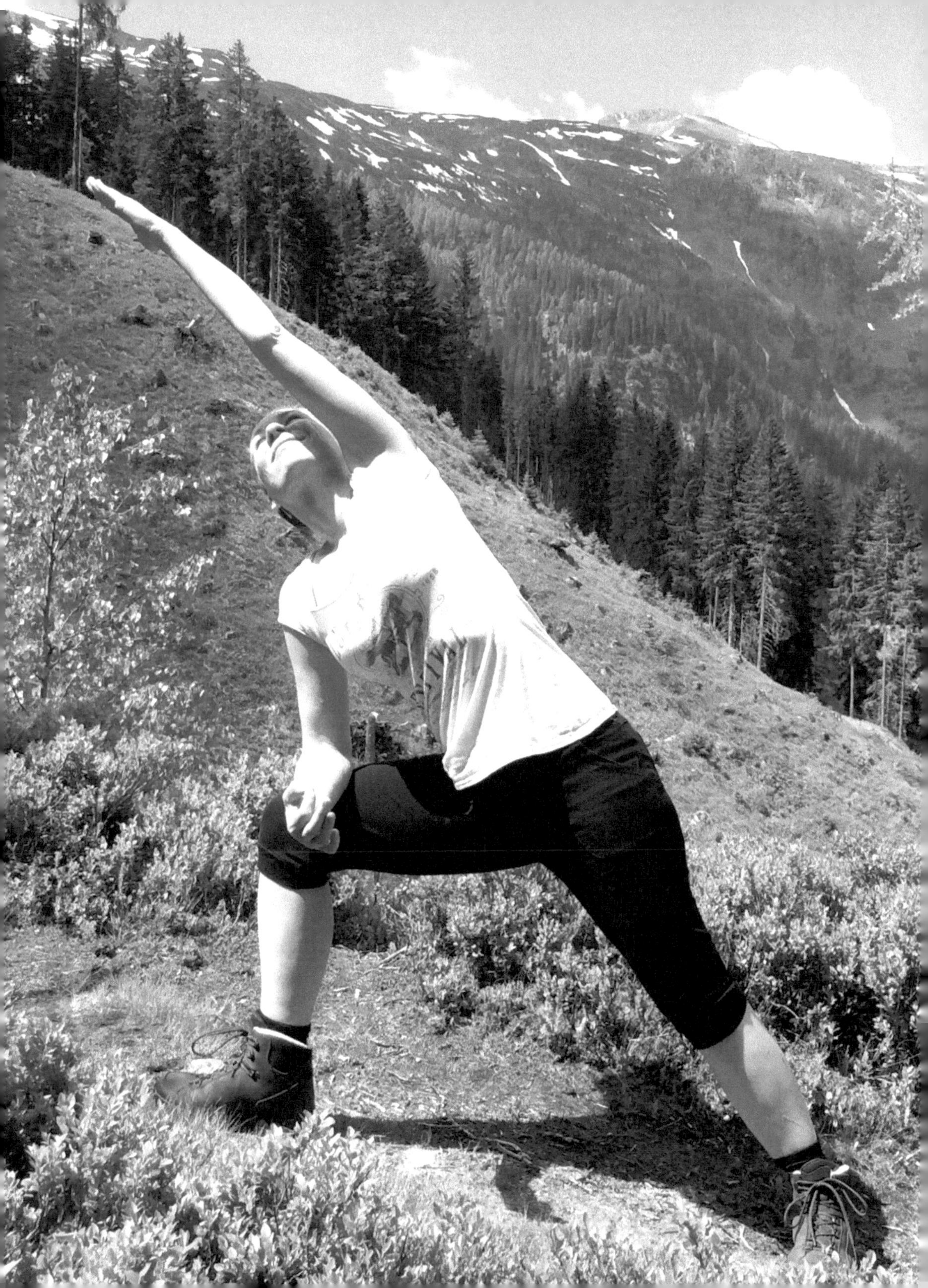

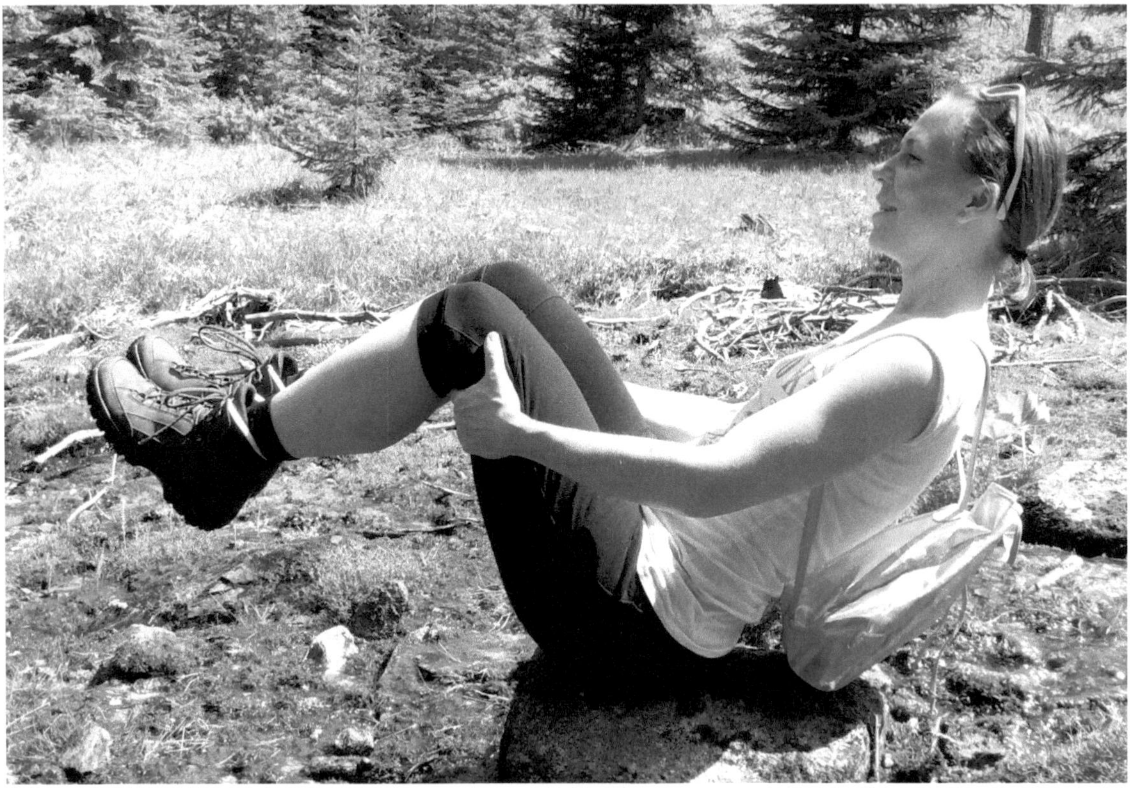

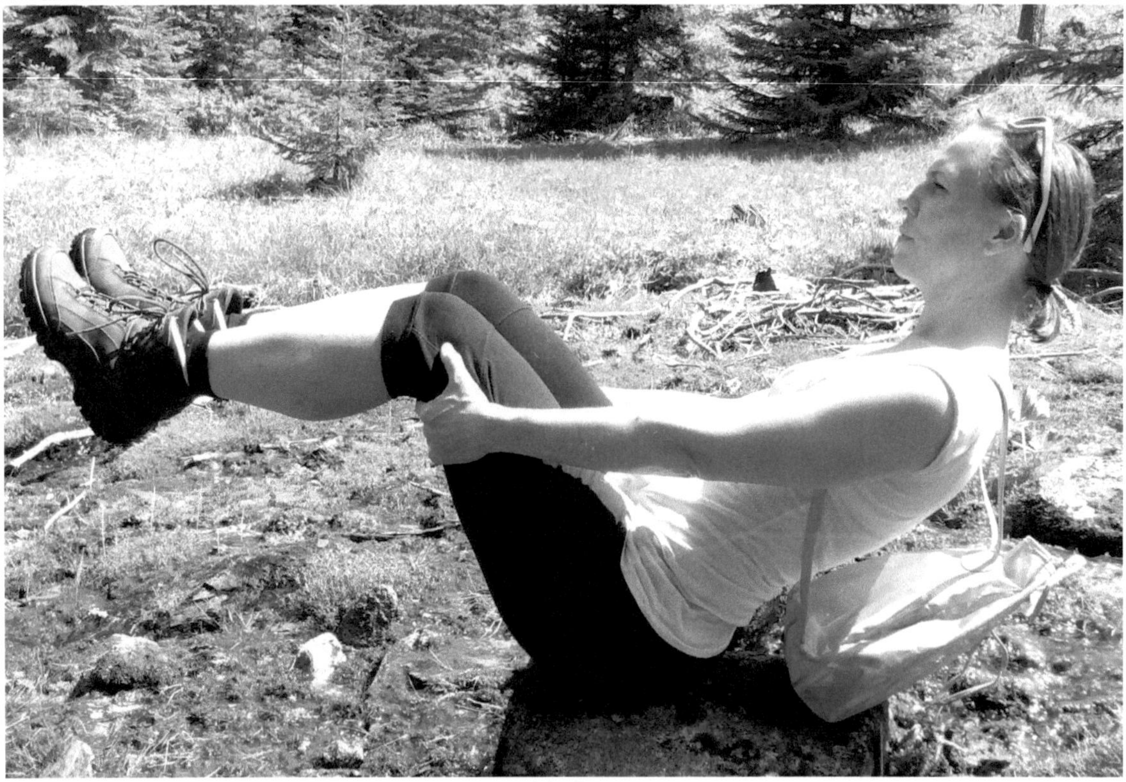

STARKE BAUCHMUSKELN MIT IM BOOT

Du brauchst dich nicht wie ich auf einen Stein ins Wasser zu setzen, um mit dem „Boot“ deine Bauchmuskeln zu kräftigen. Es ist aber lustig, sich bewusst zu bemühen, nicht nass zu werden und die Beine oben zu halten.

Greife mit den Händen unter die Oberschenkel und hebe die Füße vom Boden ab (Bild 1).

Schwieriger wird es, wenn du die Beine etwas weiter streckst und dabei nach oben bringst (Bild 2).

Noch anspruchsvoller wird das Boot, wenn du es ungestützt durchführst. Du kannst die gestreckten Arme neben die Beine bringen, ohne die Beine dabei zu berühren. Strecke dann die Beine ganz durch. Wenn du eine gute Balance hast, kannst du schließlich auch die Hände seitlich wegstrecken.

Versuche jedenfalls, im Boot einen möglichst geraden Rücken beizubehalten. Damit dir das gelingt, kannst du bildlich gesprochen die Bandscheiben im unteren Rücken vom Boden „wegheben“ (das macht die Übung im Unterbauch auch aktiver). So verhinderst du, passiv zusammenzusacken. Eine andere Vorstellung ist, „das Herz zu heben“, damit der obere Rücken nicht krumm wird.

Diese Übung kräftigt nicht nur deinen Bauch, sondern stärkt auch dein Gleichgewicht und deine Konzentrationsfähigkeit. Halte die Übung, so lange dir eine saubere Durchführung gelingt.

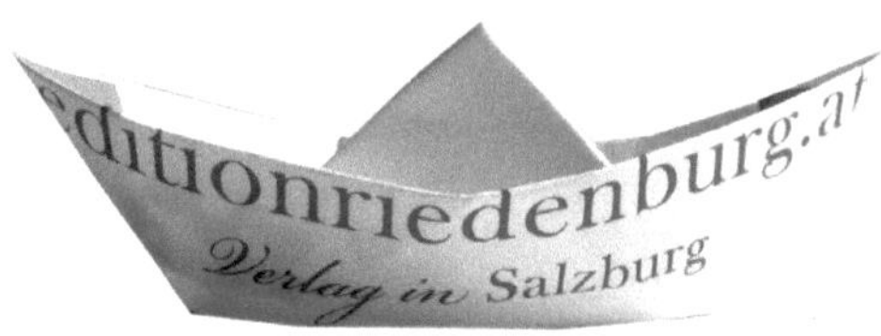

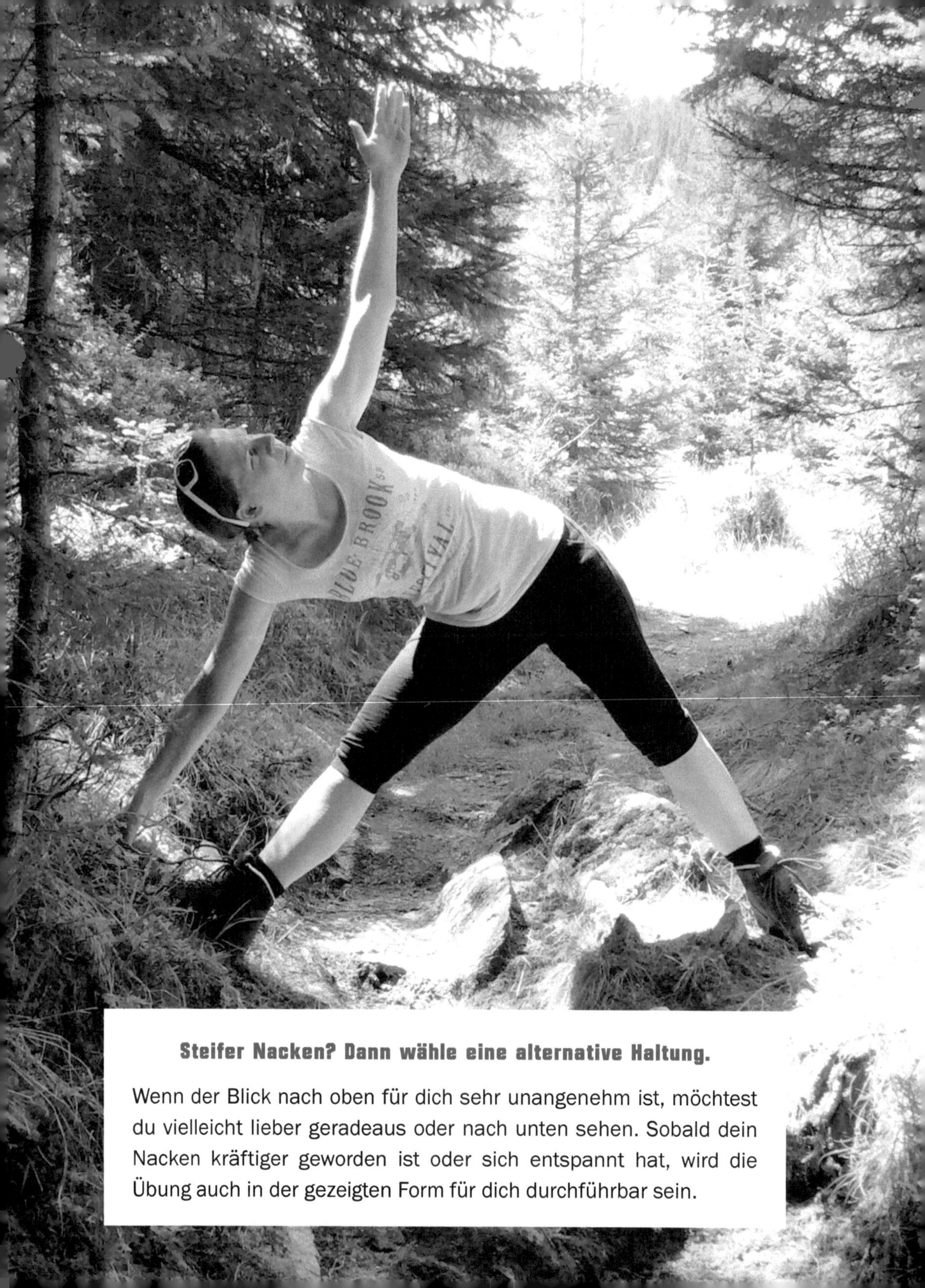

Steifer Nacken? Dann wähle eine alternative Haltung.

Wenn der Blick nach oben für dich sehr unangenehm ist, möchtest du vielleicht lieber geradeaus oder nach unten sehen. Sobald dein Nacken kräftiger geworden ist oder sich entspannt hat, wird die Übung auch in der gezeigten Form für dich durchführbar sein.

UNENDLICH GUT: DIE TRIANGEL

Die Vorzüge dieser Übung sind so umfangreich, dass ich sie an dieser Stelle gar nicht alle nennen kann.

Unter anderem förderst du die Flexibilität deiner Wirbelsäule und richtest deine Schultern ebenmäßig aus. Du beugst Rückenbeschwerden vor und schmierst die Hüftgelenke. Dein Hals- und Nackenbereich wird gekräftigt und Verspannungen lösen sich. Ganz nebenbei aktivierst du deinen unteren Rücken sowie den Bauchraum und regst die Verdauung an.

Mit einem Wort: Die „Triangel" ist die perfekte Übung für alle, die im Alltag häufig bewegungslos herumsitzen und mit einer gewissen inneren Trägheit zu kämpfen haben.

Stelle dich aufrecht hin mit gegrätschten Beinen. Drehe den rechten Fuß zur Seite. Senke die rechte Hand zum Boden und setze sie an der Fuß-Innenseite des rechten Fußes auf. Alternativ dazu kannst du sie auch am Schienbein oder – wie hier gezeigt – etwas weiter oben am Waldboden aufsetzen.

Der linke Arm geht nach oben, dein Konzentrationspunkt liegt in der linken Handinnenfläche.

Ziehe den Nabel Richtung Wirbelsäule. Halte die Übung für etliche Atemzüge und gehe dann in umgekehrter Reihenfolge aus der Position.

Wiederhole die Übung anschließend zur anderen Seite, indem der linke Arm nach unten zum linken Fuß geht und der rechte Arm nach oben zieht.

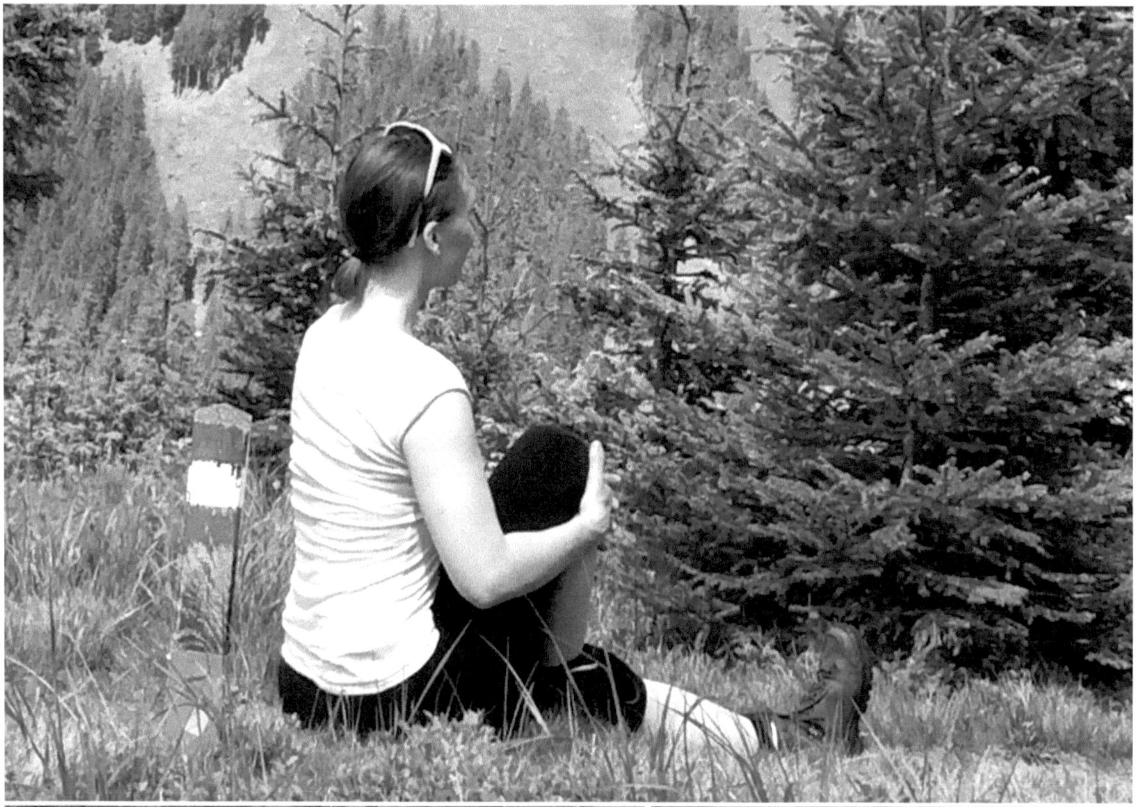

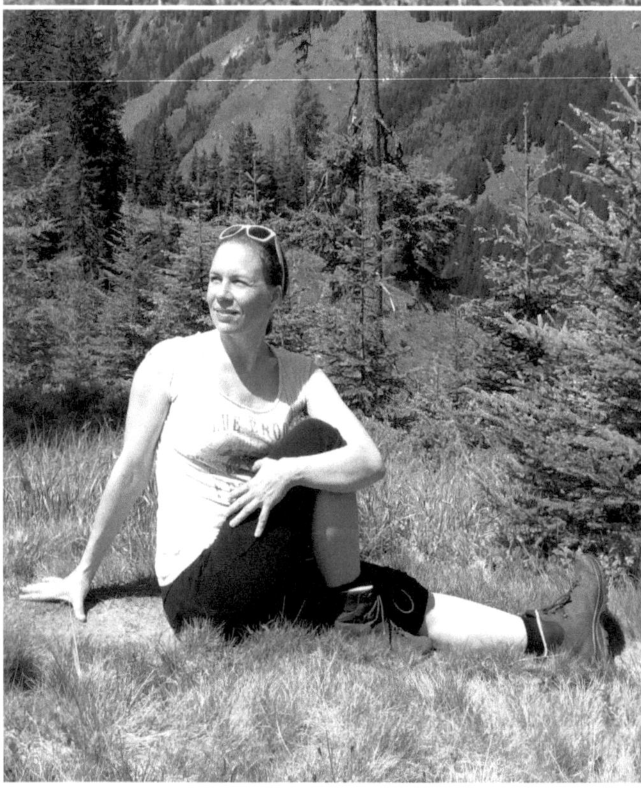

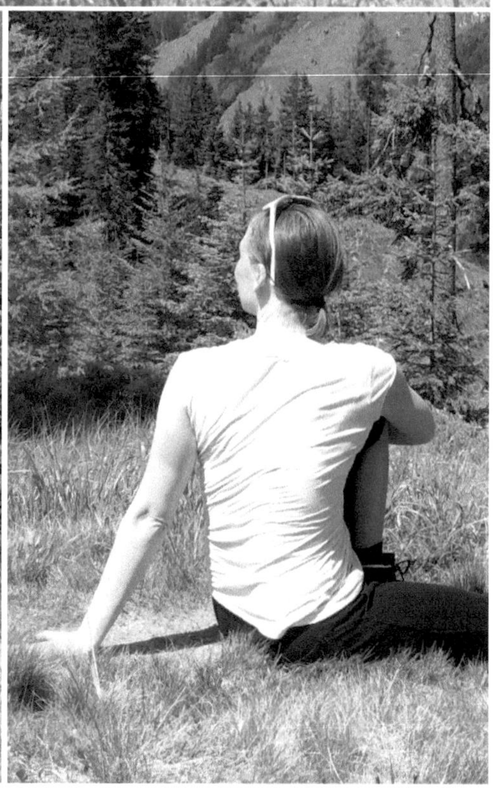

MENSCHLICHE SCHRAUBE IM DREHSITZ

Diese Übung kannst du fast überall durchführen. Sie eignet sich dazu, den Darm und somit die Verdauung sowie deine anderen inneren Organe anzuregen und die Wirbelsäule zu mobilisieren.

Setze dich aufrecht hin. Ziehe das rechte Bein nah an dich heran, der Fuß bleibt aufgestellt auf dem Boden. Die linken Zehenspitzen ziehst du zu dir heran (Bild 1).

Umarme dann mit dem linken Arm das rechte Knie und stütze dich mit der rechten Hand hinter deinem Rücken ab.

Drehe dich nun von unten herauf zur Seite. Richte hierfür erst deine gesamte Wirbelsäule groß auf, drehe dann langsam den Brustkorb und zuletzt den Kopf nach rechts (Bild 2).

Dein Konzentrationspunkt geht über die rechte Schulter.

Halte die Position für einige Atemzüge. Mache dich bei der Einatmung nach oben hin noch ein Stückchen länger und komme bei der Ausatmung noch etwas mehr in die Drehung.

Übe anschließend in die andere Richtung und stelle dafür das linke Bein auf (Bild 3).

Intensiver wird die Übung, wenn du den aufgestellten Fuß an der Außenseite des abgelegten Beines positionierst oder, wie auf Seite 42 gezeigt, das ausgestreckte Bein anwinkelst.

Du kannst diese Übung etwas abgewandelt auch im Liegen durchführen. Dann sind die Arme von dir gestreckt, das angewinkelte Bein geht über das gestreckte Bein in die eine und der Kopf in die andere Richtung.

KURZE ALLTAGSMEDITATION ZUR FREUDE

Setze dich aufrecht hin. Du kannst, wenn das für dich angenehmer ist, z.B. ein Kleidungsstück, Bücher oder – falls vorhanden – den klassischen „Yoga-Block" unter deinen Po schieben. Auf diese Weise wird deine aufrechte Haltung erleichtert.

Bringe die Beine zum Schneidersitz oder zum halben Lotus-Sitz (siehe Bild, der rechte Fuß bzw. Bergschuh liegt auf dem linken Unterschenkel auf).

Lege die Arme auf deinen Knien ab und öffne die Hände. Schließe die Augen. Atme ruhig und entspannt.

Du kannst in dieser und in anderen geeigneten Positionen eine symbolische Handgeste (eine „Mudra", aus dem Sanskrit übersetzt „das, was Freude bringt") machen und zum Beispiel Daumen und Zeigefinger einer Hand zusammenbringen, die Handflächen weisen nach oben. Die „Chinmudra" soll entspannend wirken und den Geist klären.

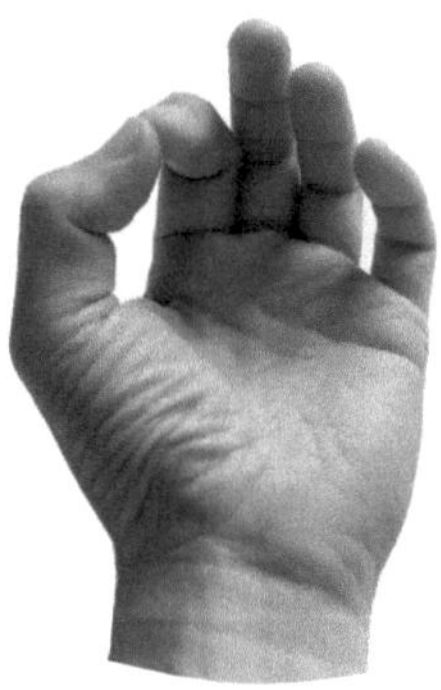

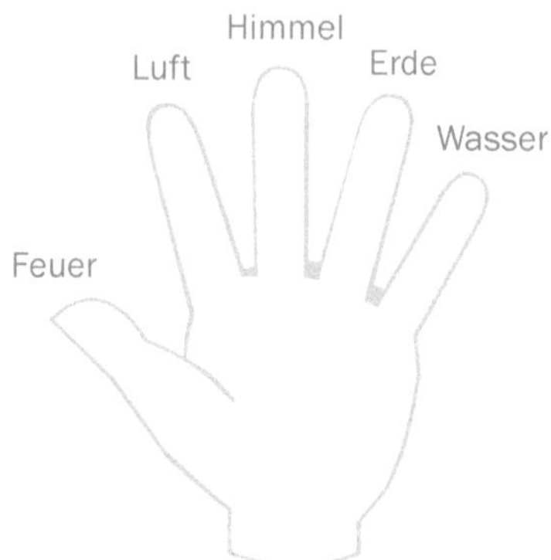

Laut ayurvedischer Medizin sind den Fingern verschiedene Elemente zuzuordnen.

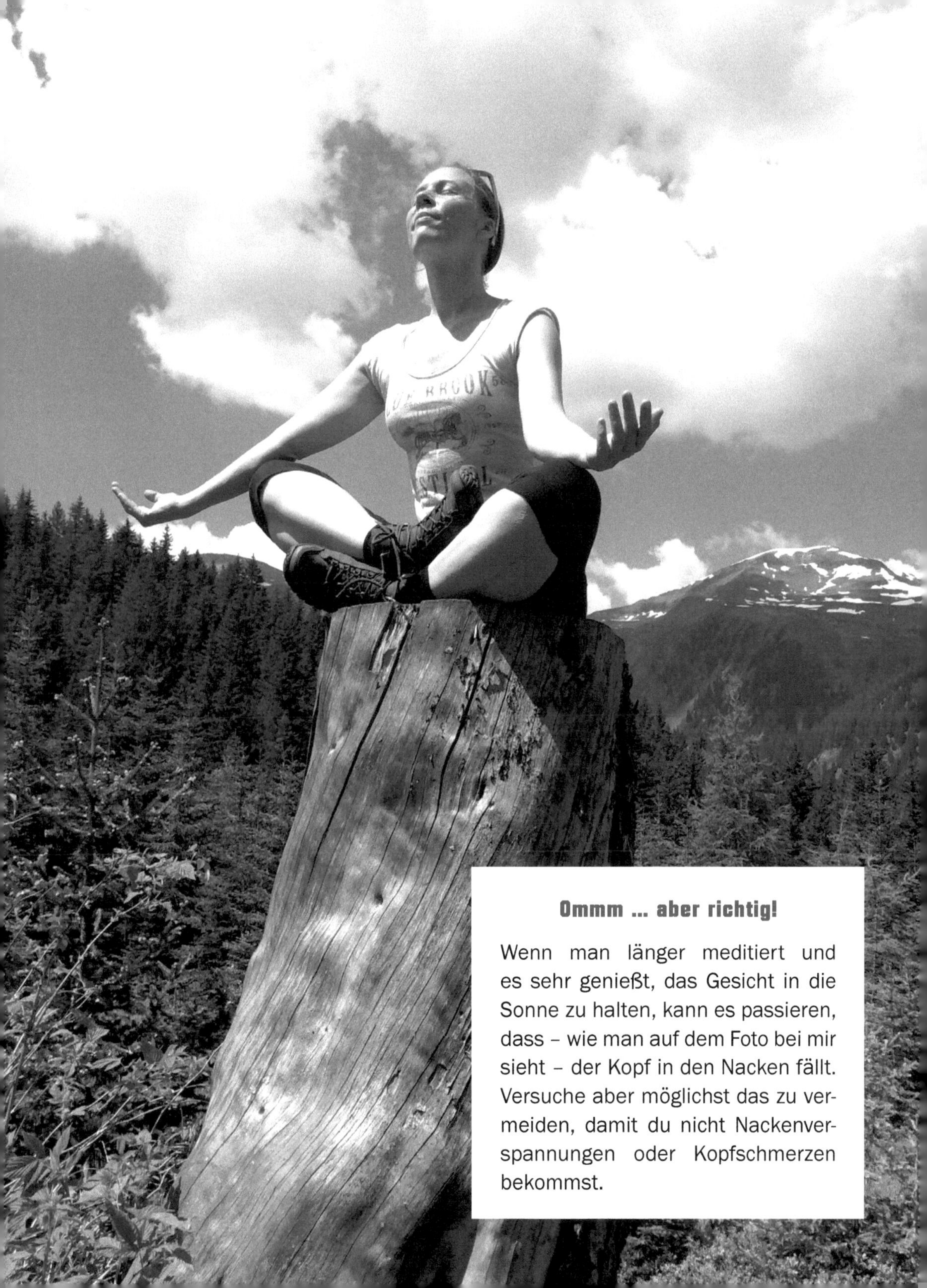

Ommm … aber richtig!

Wenn man länger meditiert und es sehr genießt, das Gesicht in die Sonne zu halten, kann es passieren, dass – wie man auf dem Foto bei mir sieht – der Kopf in den Nacken fällt. Versuche aber möglichst das zu vermeiden, damit du nicht Nackenverspannungen oder Kopfschmerzen bekommst.

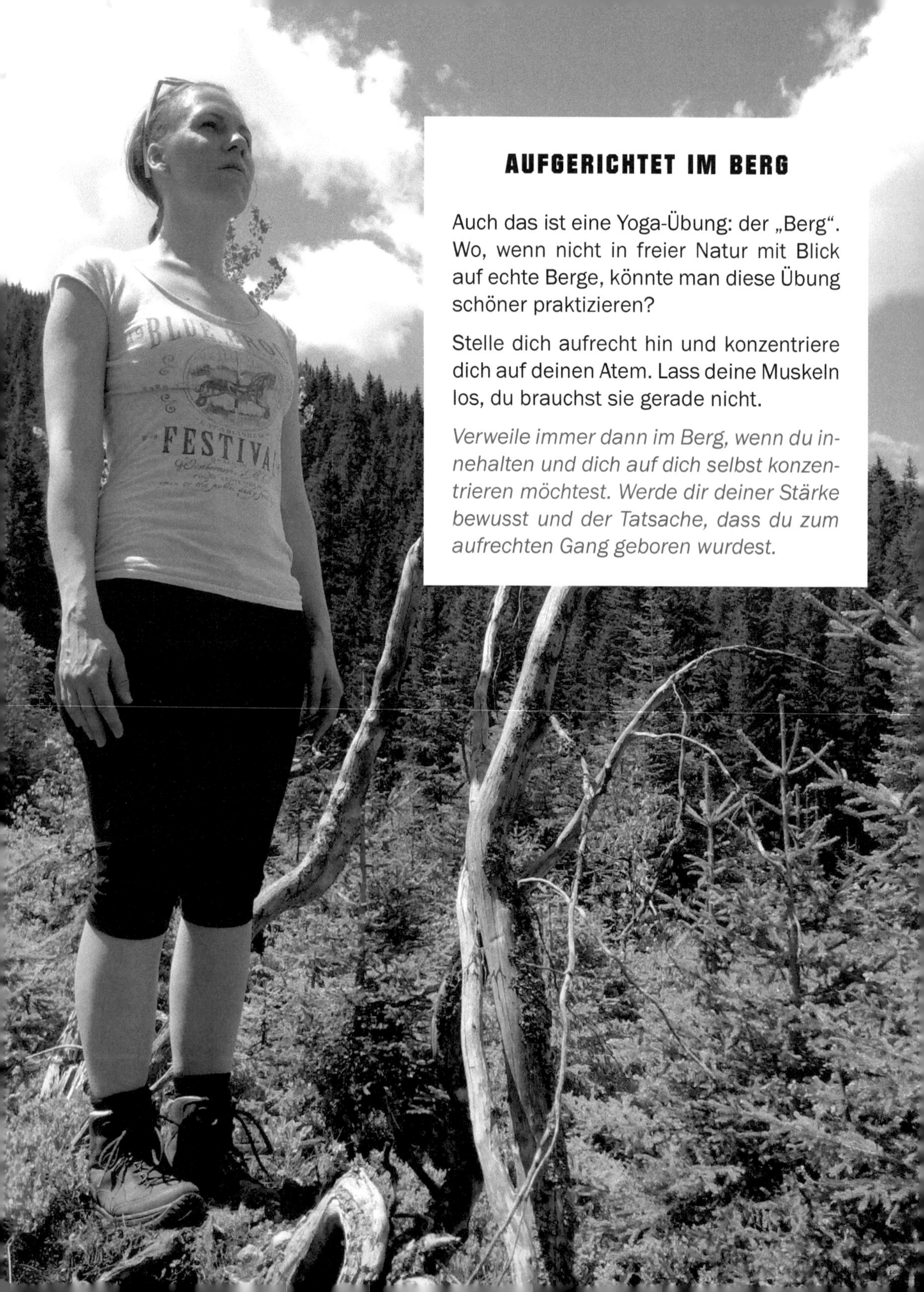

AUFGERICHTET IM BERG

Auch das ist eine Yoga-Übung: der „Berg“. Wo, wenn nicht in freier Natur mit Blick auf echte Berge, könnte man diese Übung schöner praktizieren?

Stelle dich aufrecht hin und konzentriere dich auf deinen Atem. Lass deine Muskeln los, du brauchst sie gerade nicht.

Verweile immer dann im Berg, wenn du innehalten und dich auf dich selbst konzentrieren möchtest. Werde dir deiner Stärke bewusst und der Tatsache, dass du zum aufrechten Gang geboren wurdest.

BRUST UND SCHULTERN ÖFFNEN

Diese Übung kannst du vom „Berg“ ausgehend durchführen. Sie bietet sich immer dann an, wenn du das Gefühl hast, in deiner Haltung nach vorne zu klappen oder in den Schultern hart und fest zu werden.

Stelle dich aufrecht hin. Die Füße sind nah beieinander.

Komme zuerst mit der rechten Hand nach oben und bringe sie dann, wie gezeigt, stützend zum unteren Rücken. Komme dann mit der linken Hand nach oben und bringe sie ebenfalls stützend zum unteren Rücken.

Bringe beide Ellenbogen so nahe wie möglich zusammen.

Öffne deine Schultern.

Lehne dich nun, so weit es angenehm ist, nach hinten. Lass dabei aber nicht den Kopf nach hinten fallen, sondern baue eine stabile Spannung auf. Abermals kann dir dein Konzentrationspunkt – hier beispielsweise zwischen den Augenbrauen – dabei helfen, die Position zu halten und zu verinnerlichen.

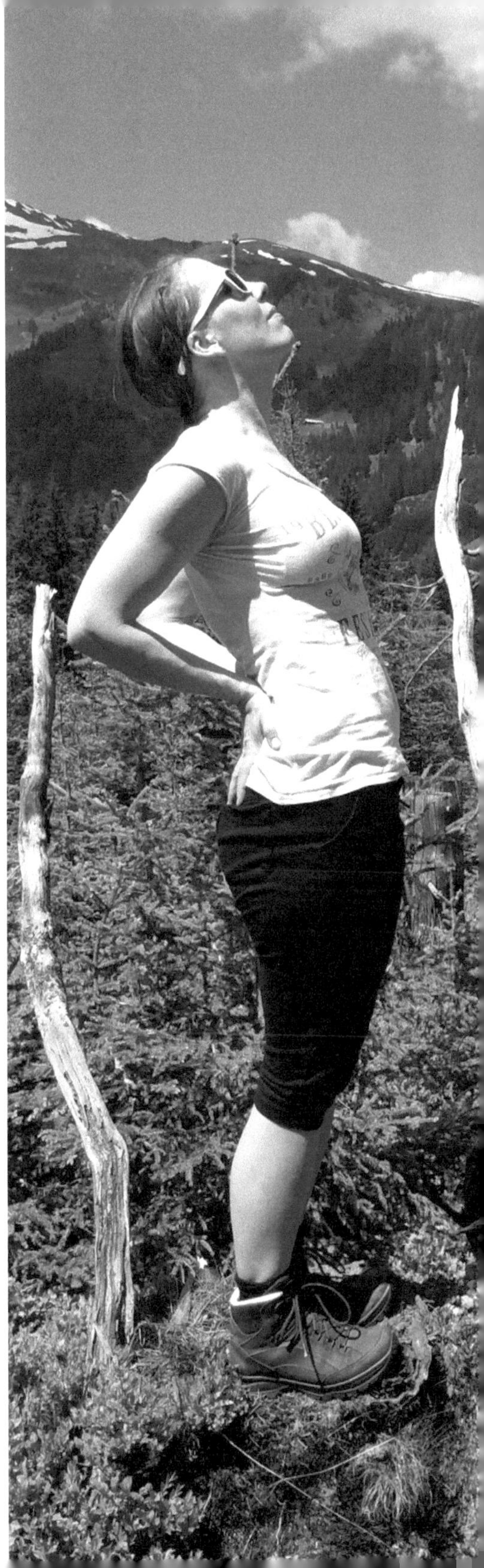

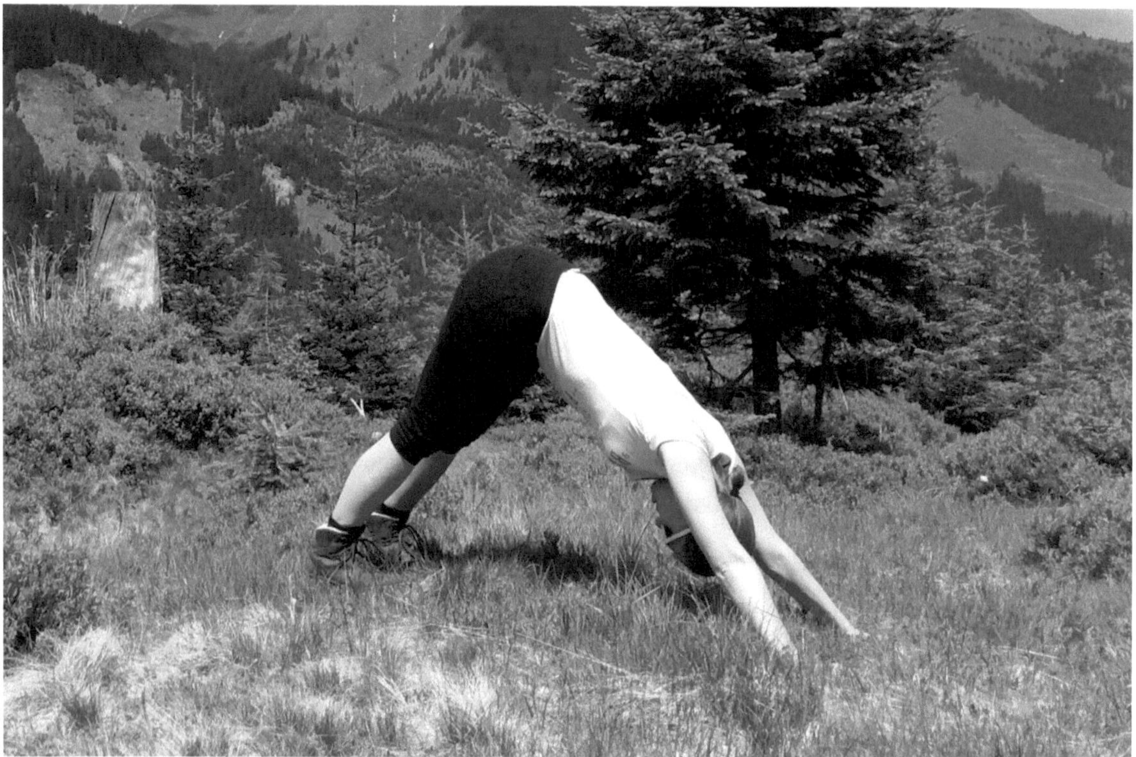

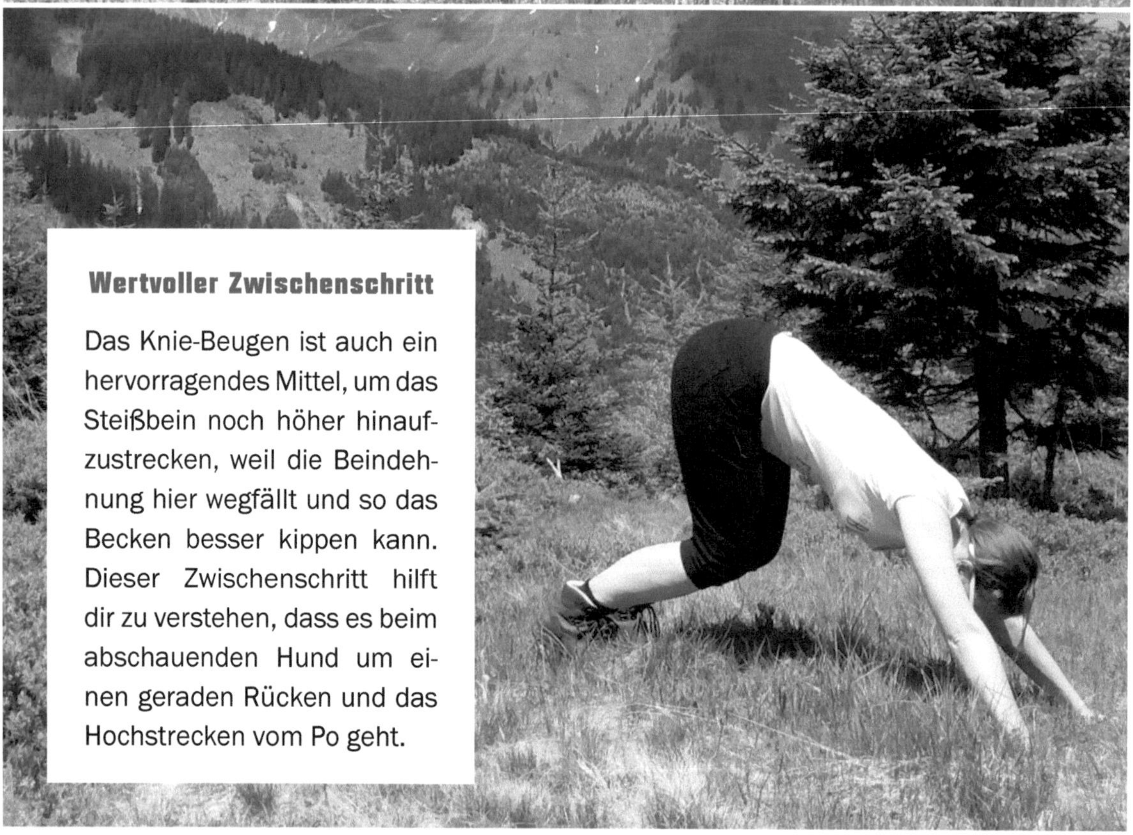

Wertvoller Zwischenschritt

Das Knie-Beugen ist auch ein hervorragendes Mittel, um das Steißbein noch höher hinaufzustrecken, weil die Beindehnung hier wegfällt und so das Becken besser kippen kann. Dieser Zwischenschritt hilft dir zu verstehen, dass es beim abschauenden Hund um einen geraden Rücken und das Hochstrecken vom Po geht.

A WIE ABSCHAUENDER HUND

Wenn du Hunde beobachtest, wirst du feststellen, dass sie regelmäßig diverse Yoga-Übungen durchführen. Jetzt ist es an dir, es den gelenkigen Vierbeinern gleich zu tun und in den „abschauenden Hund“ (Bild 1) zu gehen!

Es gibt verschiedene Möglichkeiten, die Position einzunehmen. Du kannst von der Kindeshaltung (Seite 51, Bild 1) ausgehen, die Hände möglichst weit von dir wegstrecken und dann deinen Po nach oben bringen.

Oder du steigst im Anschluss an eine Vorwärtsbeuge nach hinten (siehe Sonnengruß auf Seite 52, du könntest hier im Anschluss an Bild 4 direkt nach hinten in den Hund steigen).

Das Steißbein zieht nach oben und bildet den höchsten Punkt der Übung. Dein Konzentrationspunkt geht zu den Knien oder in Richtung Bauchnabel.

Du kannst über einen Zwischenschritt (Bild 2) deine Haltung optimieren:

Gehe dazu leicht in die Knie. Kontrolliere die Position deiner Hände: Das Gewicht liegt auf Daumen und Zeigefinger, die Finger sind gespreizt und weisen nach vorne, beide Hände sind auf gleicher Höhe. Bringe dann den Kopf in eine gerade Richtung und nimm anschließend wieder die vollständige Position (Bild 1) ein.

Beim abschauenden Hund kräftigst du Rücken, Schultern und Nacken und dehnst außerdem die Beinrückseite. Deine Fersen ziehen nach unten in Richtung Boden. Erst abwechselnd, wenn du links und rechts mit deinem Hund „spazieren gehst“, dann gleichzeitig. Dies ist eine wichtige Bewegung speziell für alle Frauen, die gerne hochhackige Schuhe tragen. So kannst du einer Sehnenverkürzung entgegenwirken.

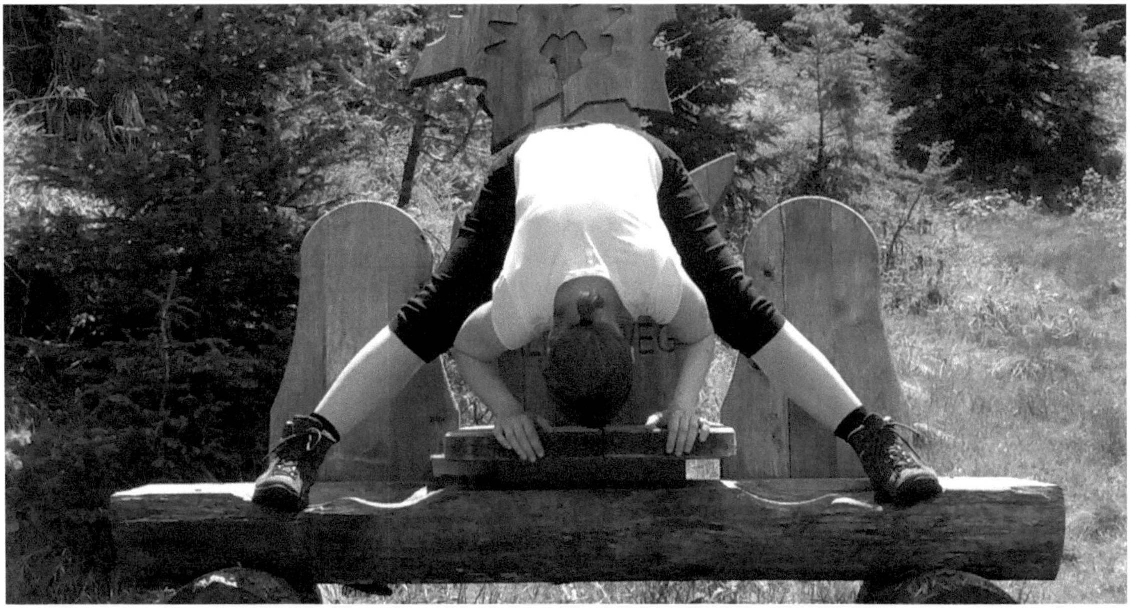

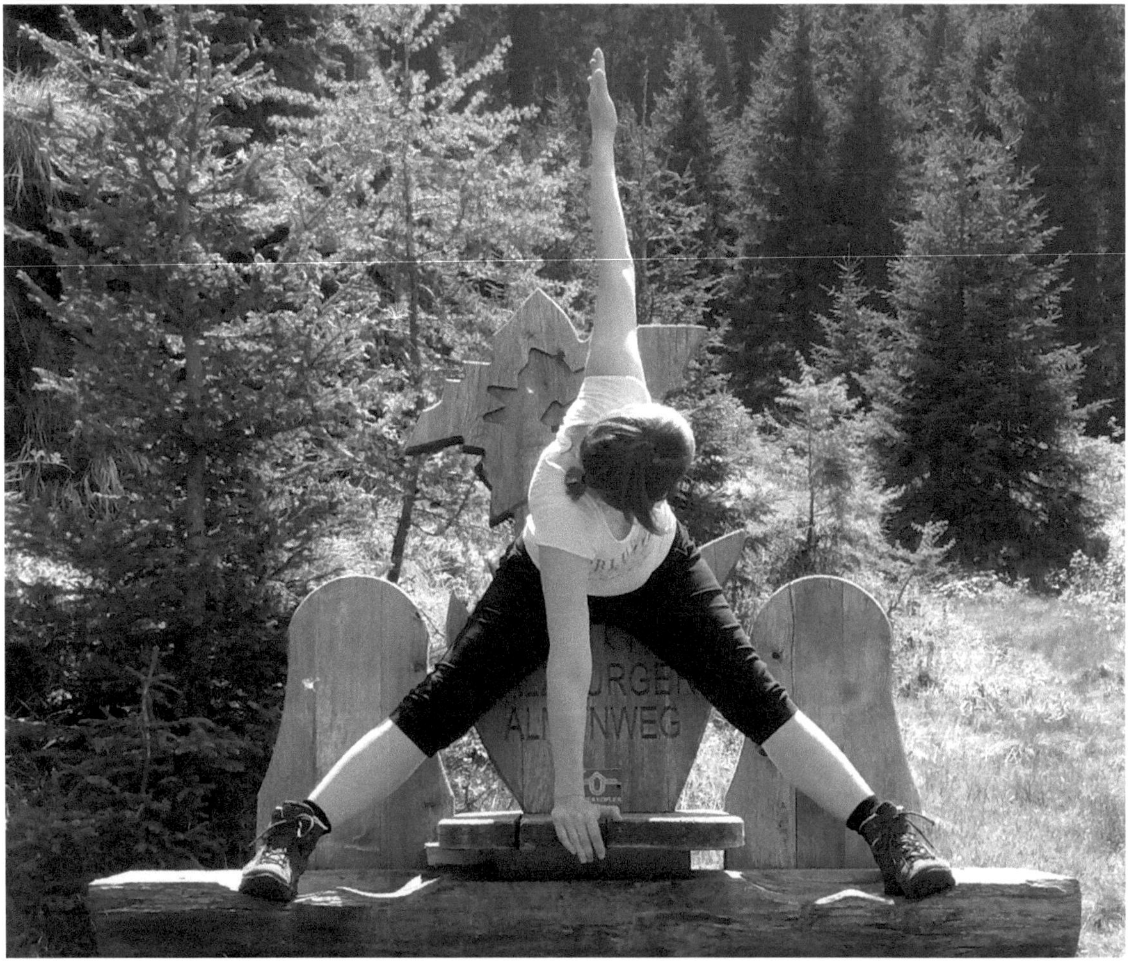

GRÄTSCHEN, BEUGEN, DREHEN, WÄRMEN

Mit dieser Übung (Bild 1) entspannst du deinen Rücken. Außerdem dehnst du die Bein-Rückseiten und die Bein-Innenseiten – vor allem dann, wenn die Grätsche ziemlich breit ist.

Stelle dich aufrecht hin, die Beine sind gegrätscht, die Füße weisen nach vorne. Du kannst die Hände in die Hüften stemmen und dich gerade wie ein Uhrzeiger nach vorne beugen oder gleich mit den Armen nach unten kommen, während du dich beugst.

Atme in der Beuge entspannt und spüre, wie sich dein Rücken lockert.

Vielleicht magst du ausprobieren, wie sich deine Position verändert, wenn du die Grätsche etwas weiter oder etwas enger machst. In der weiten Grätsche kommst du leichter zum Boden.

Als Fortführung dieser Übung kannst du eine Variation der Triangel (Seite 19) machen (Bild 2). Bringe hierfür deine rechte Hand Richtung Boden, die linke Hand geht senkrecht nach oben. Dein Konzentrationspunkt geht in Richtung linke Hand.

Bringe anschließend die linke Hand zum Boden. Wechsle die Seiten: Nun geht die rechte Hand senkrecht nach oben, der Konzentrationspunkt geht in Richtung rechte Hand.

Wenn du Lust auf flotte Bewegung hast, kannst du nun im raschen Wechsel mit den Händen zum Boden kommen und die jeweils andere Hand in die Höhe schwingen. So förderst du die Durchblutung im Schulterbereich, wärmst das Gewebe und lockerst Verspannungen.

MIT DEM HERZ IN RICHTUNG HIMMEL

Manchmal tut es gut, bestehende Gewohnheiten zu ändern. Wenn du das nächste Mal sitzt, dann setze dich doch so hin, wie auf dem Foto gezeigt: mit dem Herz in Richtung Himmel!

Du kannst die Übung auf einer Bank oder auf dem Boden durchführen. Der Untergrund sollte jedenfalls relativ fest sein, damit du eine gute Körperspannung bekommst.

Setze dich hin und stelle die Beine auf. Bringe zuerst die eine, dann die andere Hand nach hinten. Die Finger zeigen weg von dir.

Richte deine Brust auf, sodass sie in Richtung Himmel blickt, und öffne dabei den Schulterbereich.

Du kannst gerne, wie auf dem Foto gezeigt, das Kinn aktiv etwas anheben. Lass den Kopf dabei aber nicht passiv zurückhängen! Vor allem dann nicht, wenn du länger in dieser Haltung bleibst.

Schließe die Augen.

Dein innerer Konzentrationspunkt liegt auf der Nasenspitze.

Speziell wenn du barfuß bist, Socken oder nur leichte Schuhe trägst, kannst du in dieser Position die Fußsohlen wie beim „Schmetterling" (Seite 9) zueinander bringen. So öffnest du zusätzlich deine Hüftgelenke.

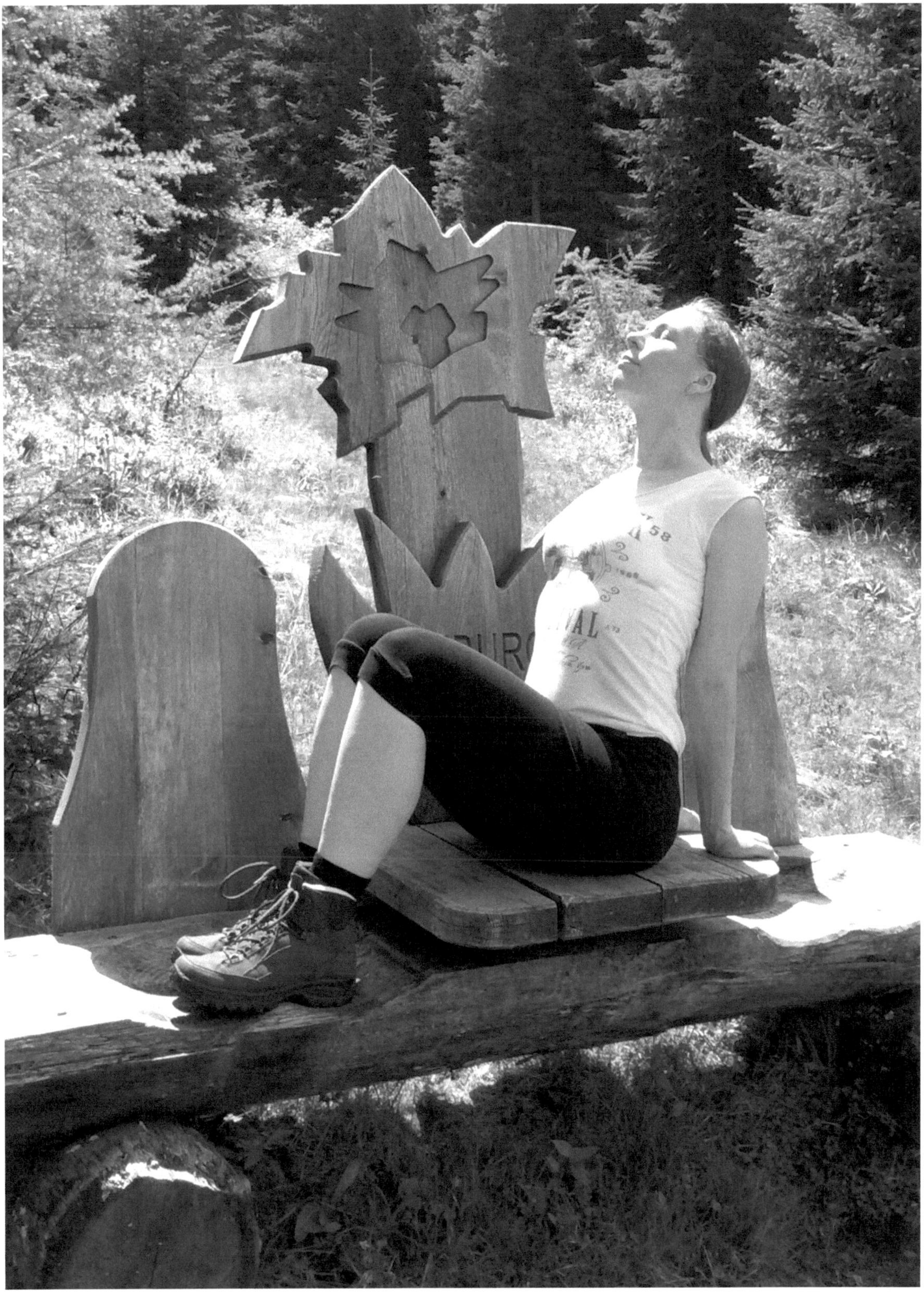

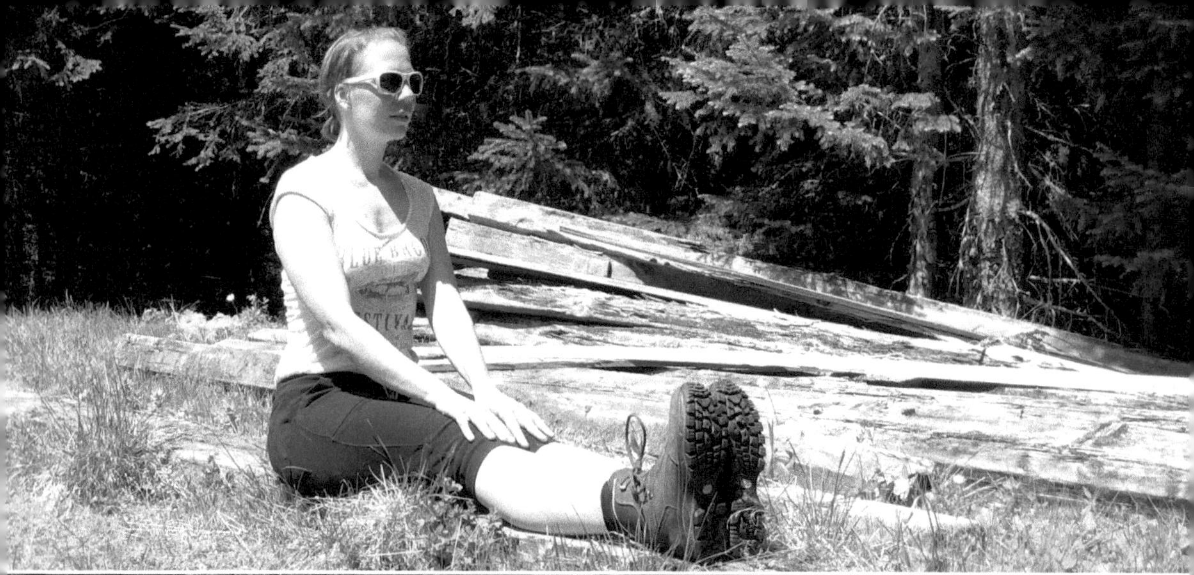

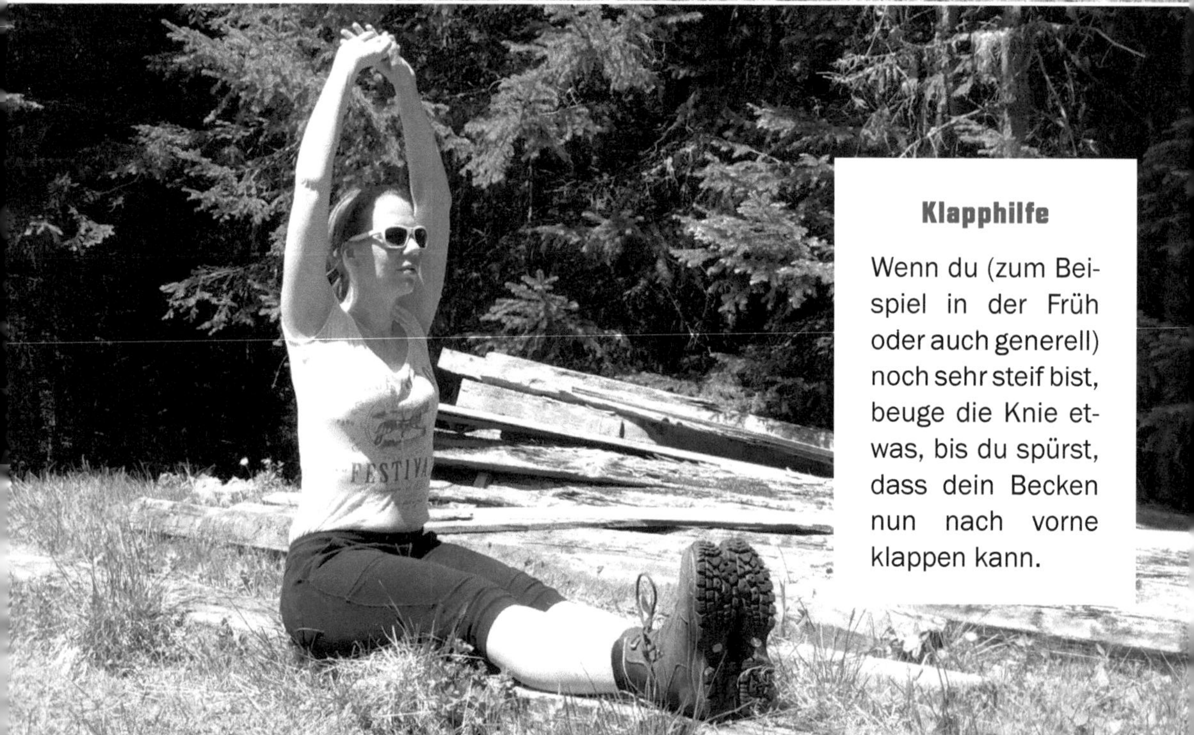

Klapphilfe

Wenn du (zum Beispiel in der Früh oder auch generell) noch sehr steif bist, beuge die Knie etwas, bis du spürst, dass dein Becken nun nach vorne klappen kann.

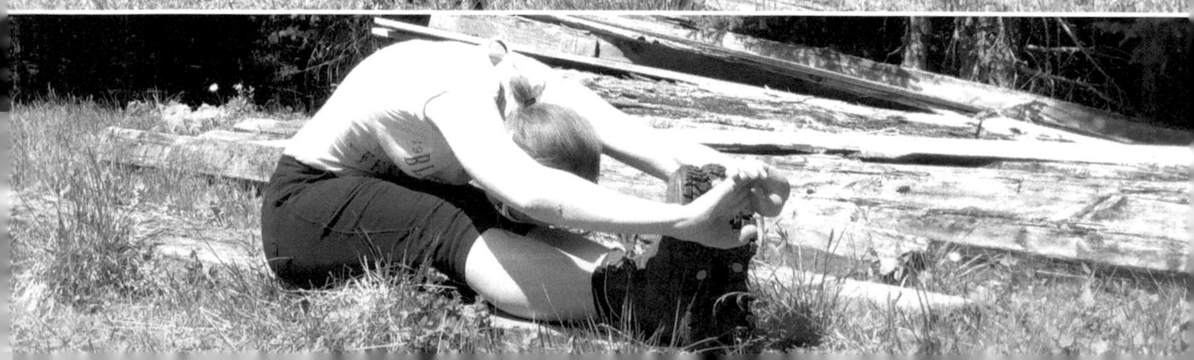

IM STROM DER VORWÄRTSBEUGE

Als Kind warst du höchst gelenkig. Irgendwann dann kamen Haltungen wie diese in deinem alltäglichen Bewegungsmuster kaum noch vor.

Mache dich stromlinienförmig lang und spüre, wie anders sich dein Körper in dieser Position und vor allem wie sich dein Blutstrom nach einiger Zeit anfühlt.

Setze dich aufrecht hin. Die Beine sind ausgestreckt, die Zehen ziehst du zu dir (Bild 1).

Um möglichst gerade zu sitzen, kannst du das Sitzfleisch deiner Pobacken rechts und links mit geübtem Griff herausziehen. Verlagere hierfür das Gewicht auf die jeweils entgegengesetzte Körperseite, greife deinen Po und ziehe die in der Luft befindliche Pobacke nach außen.

Hebe die Arme nach oben und atme ein (Bild 2).

Beuge dich beim Ausatmen wie ein Klappmesser nach vorne (Bild 3).

Zu Beginn wirst du vermutlich nicht bis ganz nach unten kommen. Sei geduldig und übe regelmäßig, so wirst du dich schon bald weiter nach vorne dehnen können.

Hebe die Wirbelsäule beim Einatmen ein kleines bisschen nach vorne und oben und lasse sie beim Ausatmen nach vorne unten sinken. Aber federe nicht nach.

Nach einiger Zeit wirst du feststellen, dass deine Beine anfangen zu kribbeln. Du spürst nun deinen Körperstrom. Führst du die Übung barfuß aus, kann es angenehm sein, die großen Zehen oder die Fußsohlen zu umgreifen. So bringst du die Wärme deiner Hände zu den Füßen.

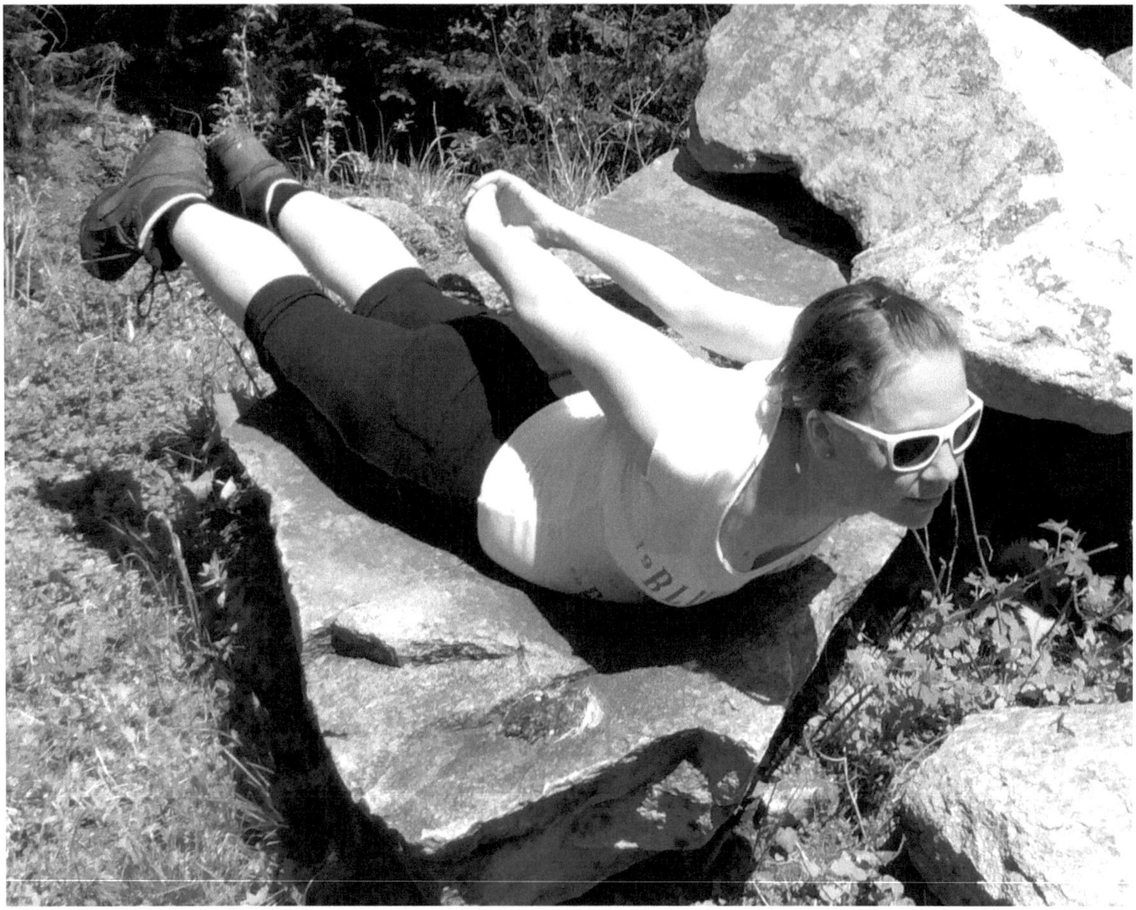

SPANNUNG IN DER HEUSCHRECKE

Wo immer du einen geeigneten Untergrund findest, kannst du die „Heuschrecke" in dir rauslassen.

Lege dich auf den Bauch, das Kinn ruht am Boden. Die Arme liegen neben dem Körper, die Handflächen zeigen nach oben. Hebe deine Beine an und spüre die Kraft und Spannung im unteren Rücken.

Als Variante der klassischen „Heuschrecke" kannst du, wie auf dem Bild gezeigt, zusätzlich die Brust heben und die Finger hinter dem Rücken miteinander verschränken. So hast du das großartige Gefühl, als ob du fliegen würdest.

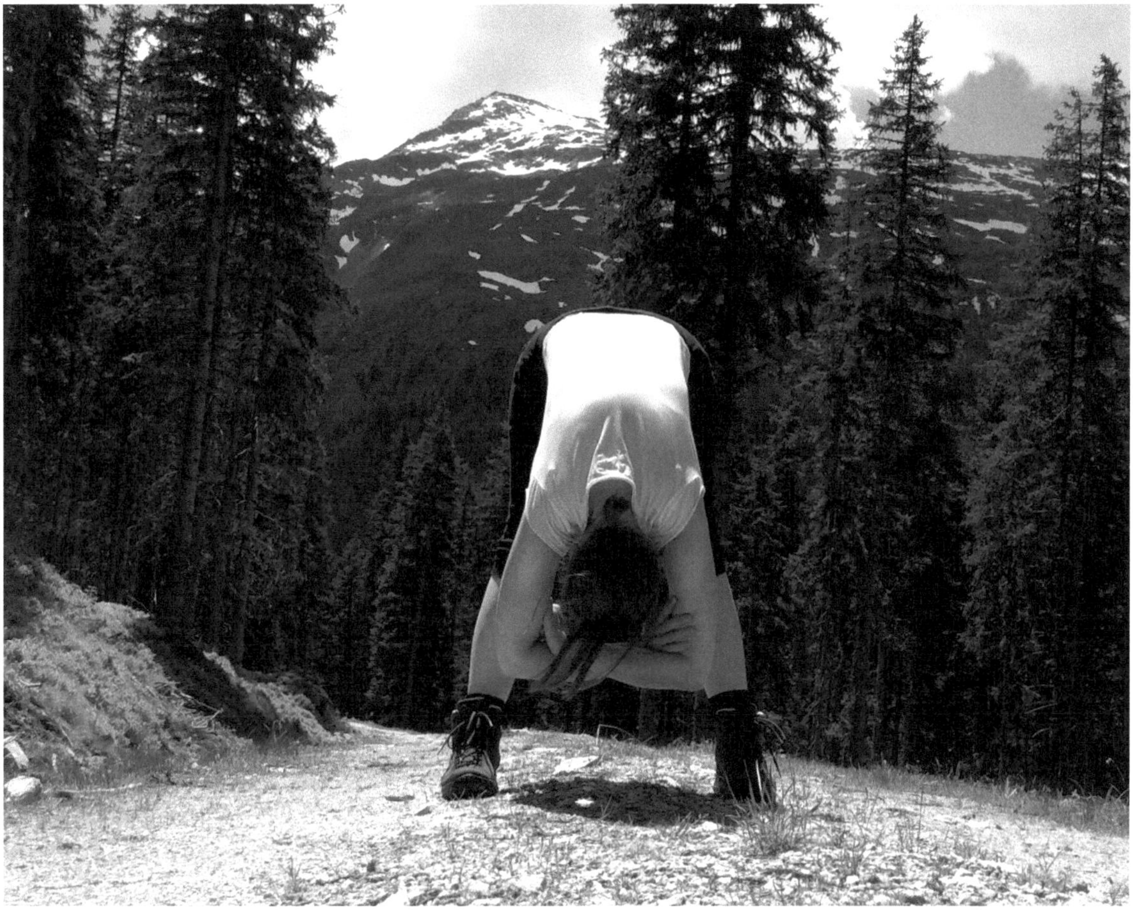

MEHR DURCHBLICK DURCHS FENSTER

Diese Übung ist wunderbar dafür geeignet, Rücken und Nacken zu entspannen und dich selber durch dein eigenes Fenster auszulüften.

Stelle dich etwas mehr als hüftbreit hin und beuge dich nach vorne.

Verschränke dann deine Arme und greife mit den Händen die Unterarme.

Du kannst so in Ruhe etwas baumeln und den Blick nach hinten genießen. Wer weiß, was du auf diese Weise alles entdeckst. Auf die Perspektive kommt es an!

HOCH HINAUF IN DEN ZEHENSTAND

Der Zehenstand kräftigt deine Fuß- und Wadenmuskulatur. Er beugt bei regelmäßiger Durchführung durch die Zehenspreizung sogenannten Hammerzehen (Hallux valgus) vor und lässt bestehende Krummzehen wieder gerader werden, wie ich selbst an mir beobachtet habe. Häufig die Fersen in dieser Art anzuheben ist außerdem gut für deine Venen und die Blutzirkulation in deinen Beinen.

Um aufrecht zu stehen, spannst du auch deine Bauchmuskulatur an.

Schwieriger wird es, wenn du den Zehenstand durchführst, ohne dich dabei festzuhalten. Noch schwieriger, wenn die Augen dabei zu sind.

Du kannst dich zusätzlich – mit offenen oder geschlossenen Augen – mit den Armen nach oben ziehen, indem du sie ganz weit in Richtung Himmel streckst, die Finger verschränkst und die Handflächen nach oben wendest.

Halte die Übung einige Sekunden und wiederhole sie ein paar Mal. So machst du müde, schwere Beine wieder munter.

Wenn du die Chance hast, deine Beine gemäß einer Kneipp-Kur abzukühlen, kombiniere die Übung damit.

Probiere den Zehenstand auch bei Routine-Aufgaben wie Zähneputzen, Kochen oder Stehen in der Warteschlange. Es gibt viele Gelegenheiten, seinen Zehen etwas mehr Aufmerksamkeit zu schenken.

Und: Wie wäre es umgekehrt, ab und zu wie ein Clown auf den Fersen zu gehen und dabei die Zehen hoch in die Luft zu strecken?

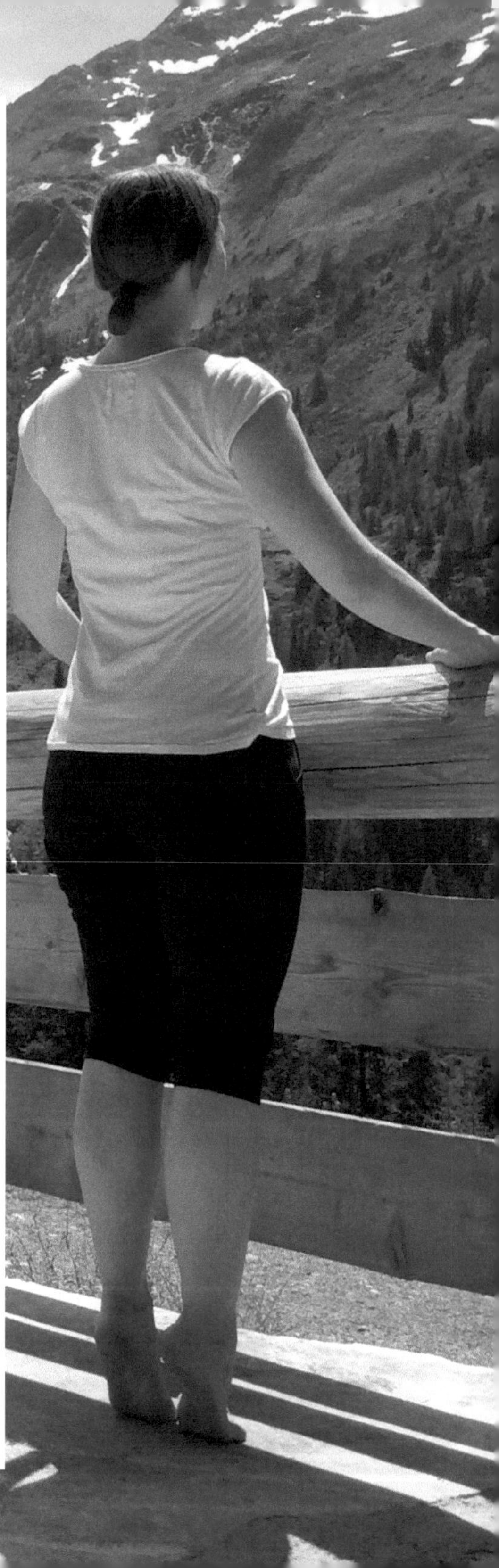

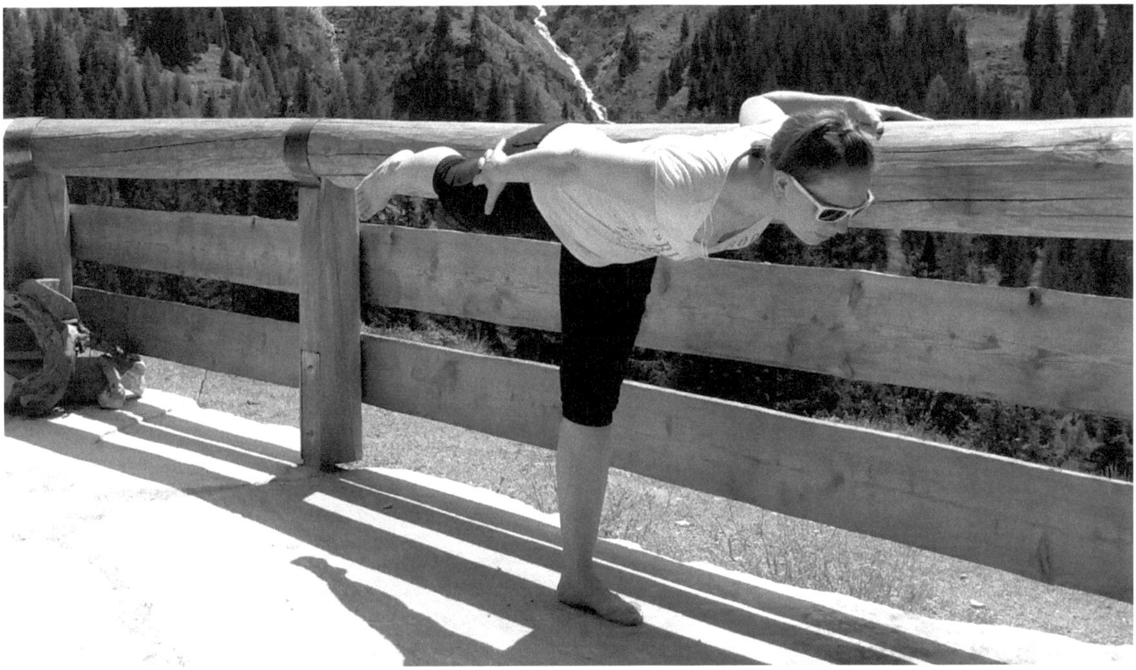

WASSERWAAGERECHT STATT AUFRECHT

Manchmal tut es auch untertags richtig gut, von der Aufrechten in die Waagerechte zu kommen. So kannst du Beine, Füße und Wirbelsäule entlasten und dich wie eine Wasserwaage ausbalancieren.

Stelle dich aufrecht hin. Komme dann mit dem gestreckten rechten Bein nach oben, bis es in Verlängerung deiner Wirbelsäule parallel zum Boden ist. Bitte jemanden, deine Haltung zu kontrollieren, falls du keinen Spiegel hast.

Strecke beide Arme – oder einen Arm, wenn du dich mit dem anderen festhalten möchtest – wie ein Skispringer auf Höhe deiner Oberschenkel weit nach hinten und stelle dir vor, wie du abhebst.

Atme durch die Nase tief ein und wieder aus.

Trainiere anschließend die andere Körperseite.

Suche dir einen festen Punkt auf dem Boden. So kannst du die Balance leichter halten.

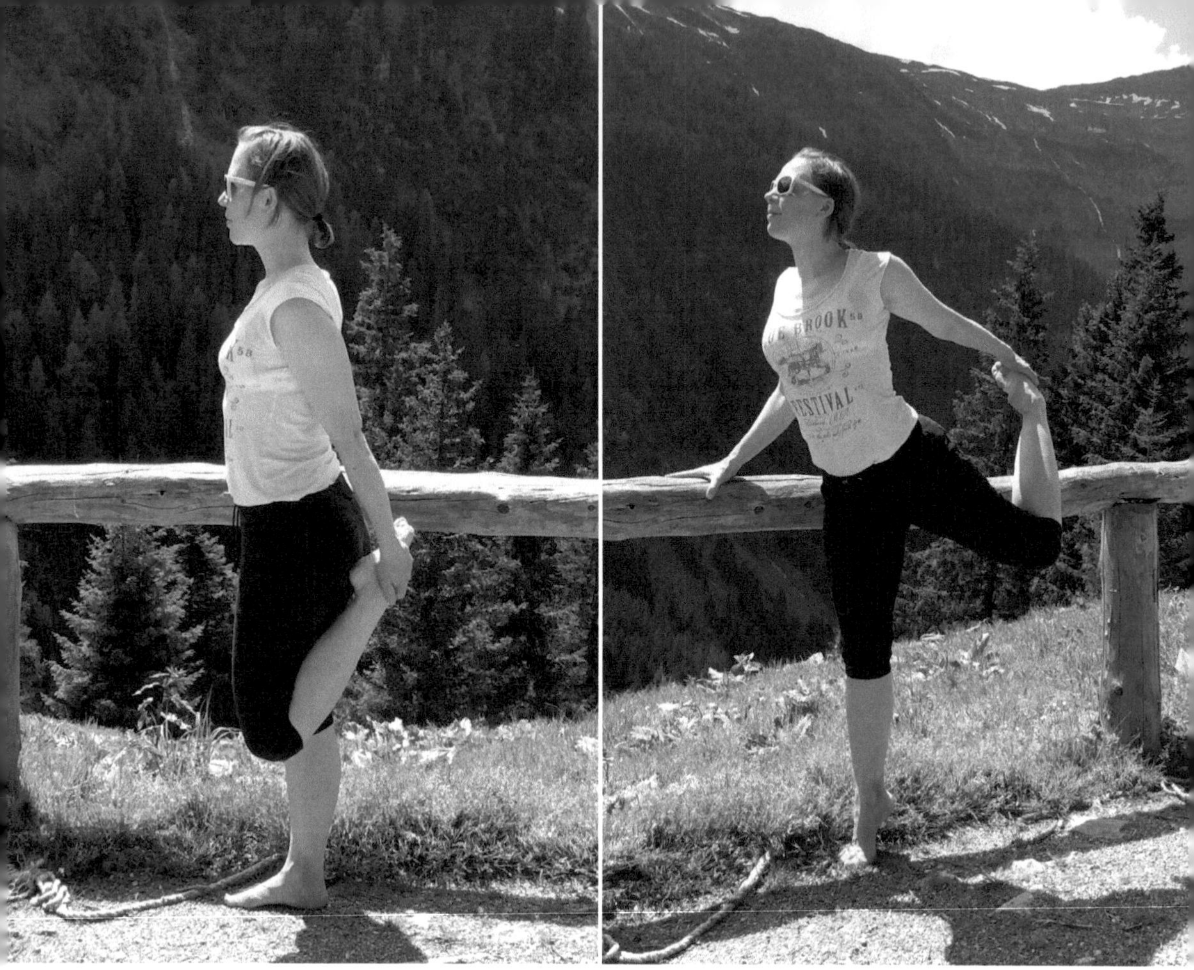

EINBEINIG ZUM TÄNZER

Diese Übung kannst du mit oder ohne Festhalten praktizieren. Ohne Festhalten tust du wieder einmal etwas für deine Balance und deinen Gleichgewichtssinn.

Stelle dich zunächst aufrecht hin und umfasse den linken Fuß (Bild 1). Rolle dein Becken etwas ein und achte darauf, dass du nicht ins Hohlkreuz fällst, da du sonst deinen unteren Rücken stauchst.

Beuge dich dann mit dem Oberkörper etwas nach vorne und drücke das linke Bein gegen die Hand.

Wenn du möchtest, kannst du im „Tänzer" zusätzlich in den Zehenstand gehen und deine Fußmuskulatur und die Zehen aktivieren (Bild 2).

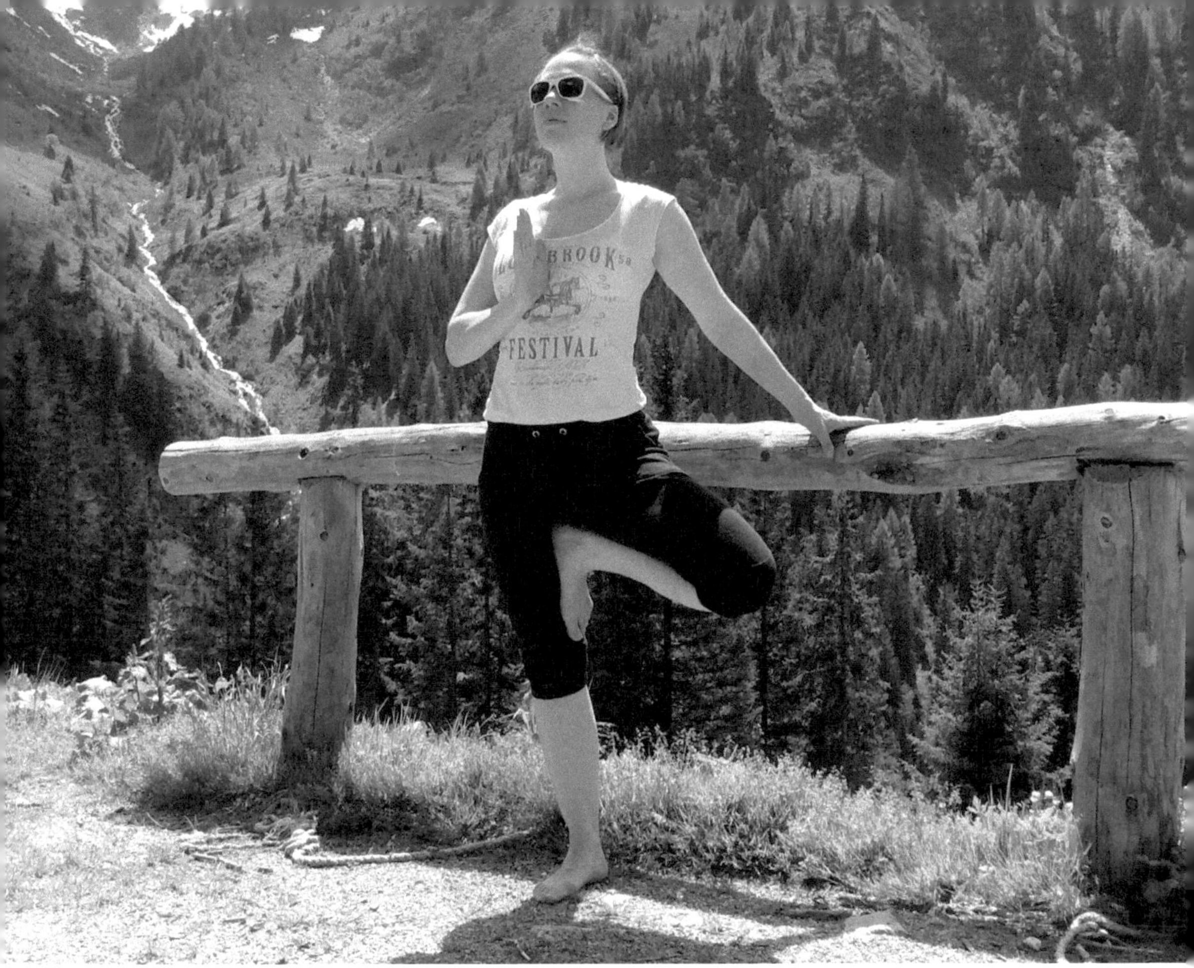

BAUM 2: HÜFTE ÖFFNEN UND DEHNEN

Du hast bereits den Baum mit Schuhen praktiziert (Seite 13).

Nun gehst du barfuß einen Schritt weiter und bringst den Fuß deines Spielbeines so weit wie möglich nach oben. Auf diese Weise öffnest du deine Hüfte und erreichst außerdem eine Dehnung der Oberschenkelinnenseite.

Speziell wenn du dich erst an diese Übung gewöhnst, kann es angenehm für dich sein, dich an einem Gegenstand festzuhalten. Beginne jedoch so früh wie möglich, die Übung ungestützt zu praktizieren. Deine Balance wird immer besser werden und dein Standbein bekommt angenehm viel zu arbeiten.

Diese Übung kannst du auch im Liegen praktizieren, zum Beispiel im Bett.

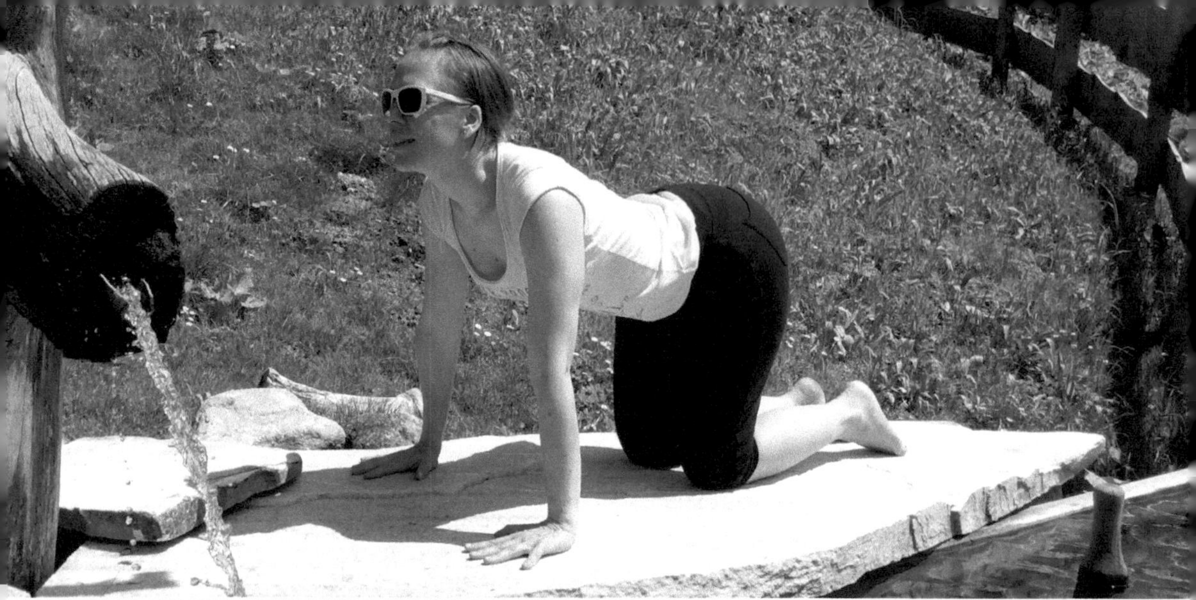
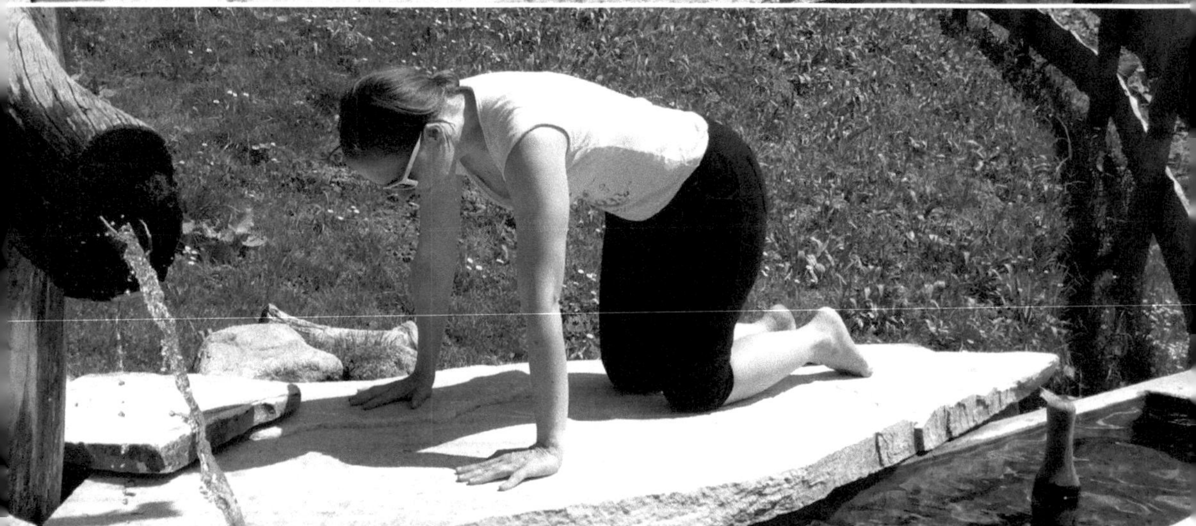
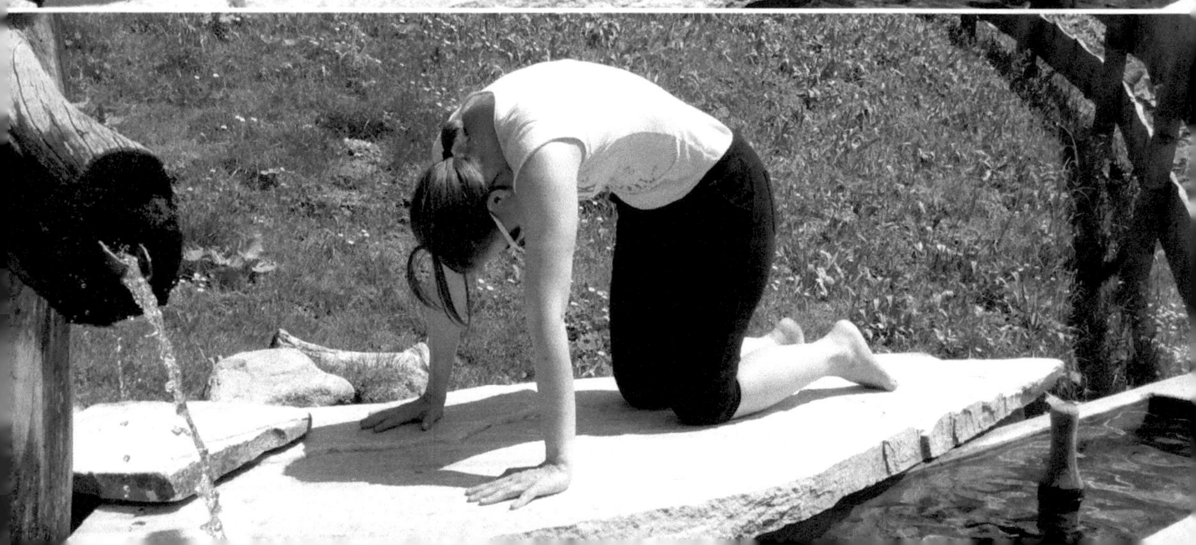

AUFWÄRMEN UND WIRBELSÄULE MOBILISIEREN WIE PFERD UND KATZE

Stille nicht nur regelmäßig deinen Durst nach Wasser, sondern auch den Durst deiner Wirbelsäule nach sanfter Mobilisation.

Vielleicht hast du lange Zeit einen schweren Rucksack getragen und fühlst dich im Rücken steif. Aber auch, wenn du morgens aufstehst, längere Zeit am Schreibtisch gesessen hast oder dich ganz einfach für weitere Übungen aufwärmen möchtest, ist die Übung „Pferderücken – Katzenbuckel" ideal.

Gehe zuerst in den Vierfüßlerstand. Die Beine sind etwa hüftbreit auseinander, die Hände befinden sich unterhalb der Schultern.

Für den Pferderücken (Bild 1) gehst du bewusst ins Hohlkreuz und schiebst dabei das Steißbein nach hinten oben. Auf diese Weise erhältst du am Rücken einen schönen, langen Bogen und dehnst gleichzeitig auch den Bauch. Dein Blick geht nach vorn.

Mit einem fließenden Übergang kommst du über die neutrale Position (Bild 2) zum „Katzenbuckel" (Bild 3). In dieser Stellung schiebst du die Schultern weit nach oben und ziehst das Steißbein und die Hüften ein.

Wiederhole diese Abfolge einige Male, bis du spürst, dass deine Wirbelsäule flexibler wird. Störe dich nicht daran, den Po weit rauszustrecken. Wenn du in der Gruppe turnst, tun das sowieso alle.

Übrigens ist der Vierfüßlerstand auch für Schwangere und Gebärende eine genüssliche Abwechslung vom Stehen oder Liegen. Das Ungeborene wird in seiner Fruchthöhle geschaukelt, und speziell für Geburten aus Steißlage gilt der Vierfüßlerstand als die optimale Geburtsposition.

PO-MUSKEL DEHNEN

Du hast dich bereits im Drehsitz (Seite 21) verschraubt. Nun kannst du eine weitere Variante dieser Position einnehmen, in der du speziell die Oberschenkel-Außenseite und den Po-Muskel in der Dehnung spürst.

Setze dich zuerst hin, wie für den Drehsitz gezeigt, und strecke beide Beine aus.

Nimm nun das rechte Bein und stelle den rechten Fuß an der Außenseite des gestreckten linken Beines ab. Du solltest spüren, dass du auf beiden Sitzbeinhöckern sitzt.

Umarme mit beiden Händen dein rechtes Bein.

Knicke nun zusätzlich dein linkes Knie ab und bringe den linken Fuß nach hinten.

Strecke dich bewusst nach oben (Bild 1).

Auch in dieser Position kannst du dich drehen. Greife hierfür mit dem linken Arm um das rechte Knie, fasse mit der Hand bis zum linken Oberschenkel und drehe dich von unten herauf nach hinten. Zuletzt drehst du den Kopf.

Dein Konzentrationspunkt ist über die rechte Schulter gerichtet (Bild 2).

Wiederhole die Übung anschließend für die andere Körperseite, indem der linke Fuß über das rechte Bein geht.

Dein Atem kann dich bei dieser Position unterstützen: Beim Einatmen streckst du dich nach oben, beim Ausatmen drehst du dich.

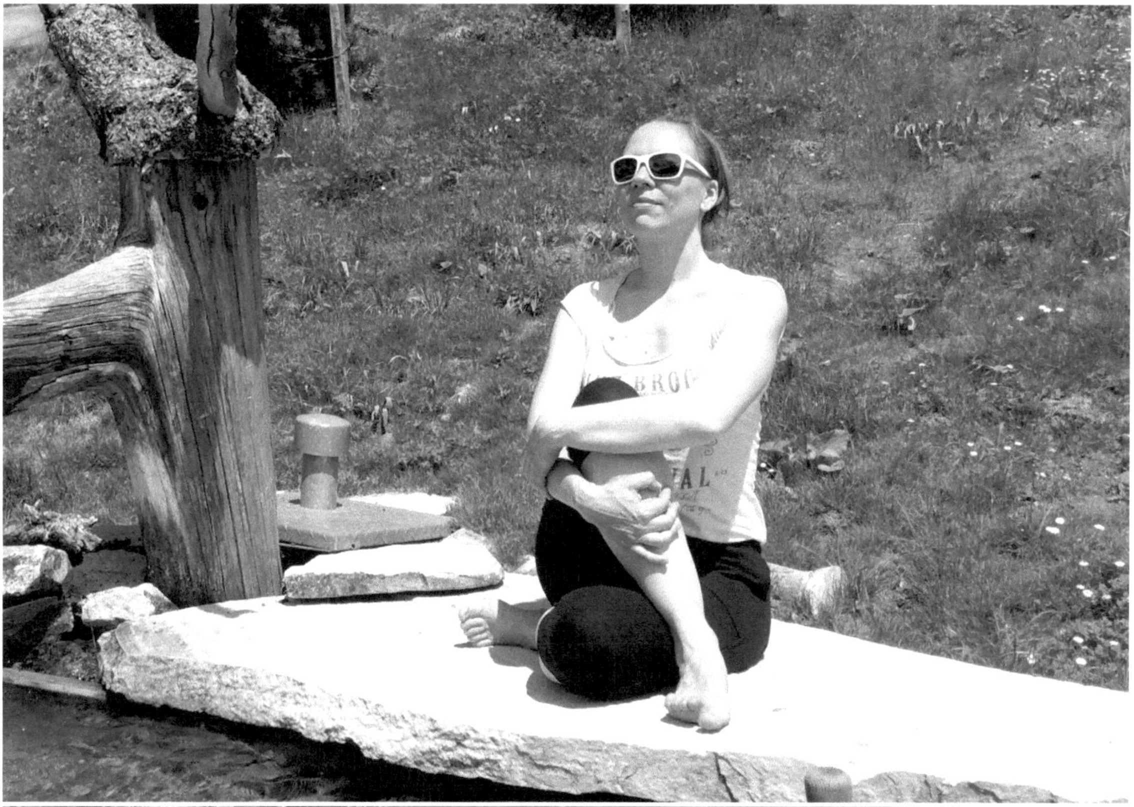

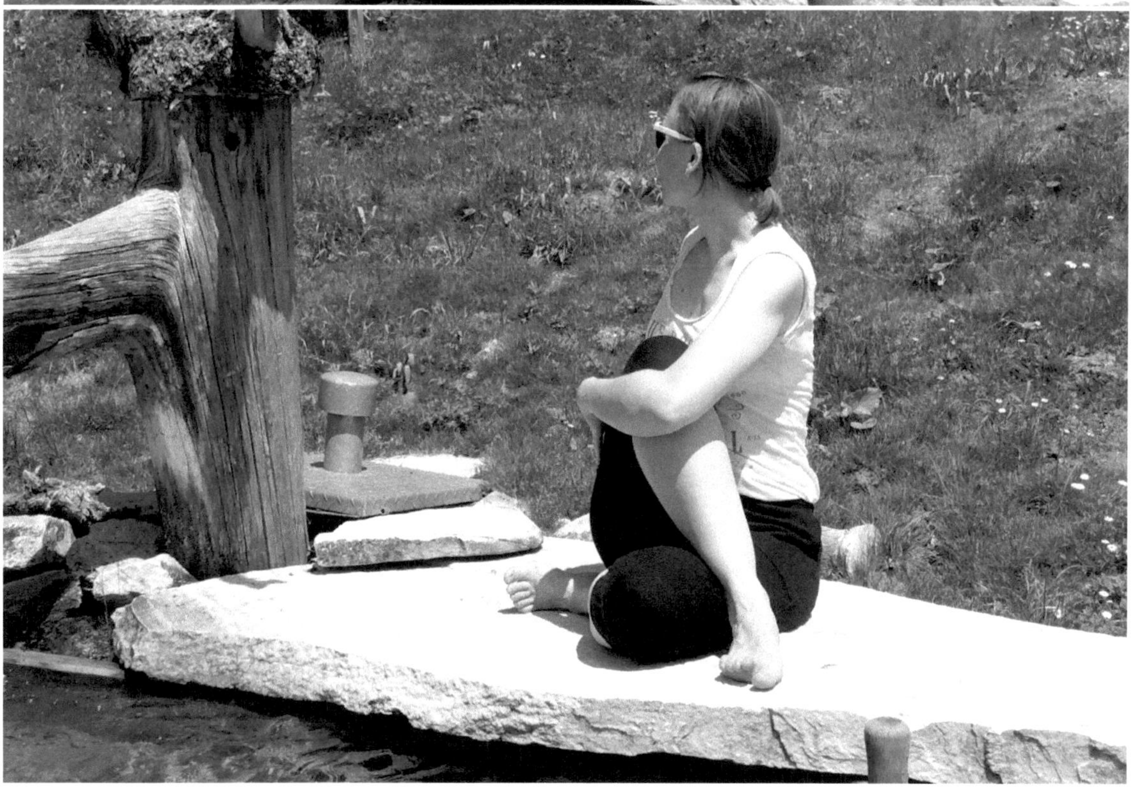

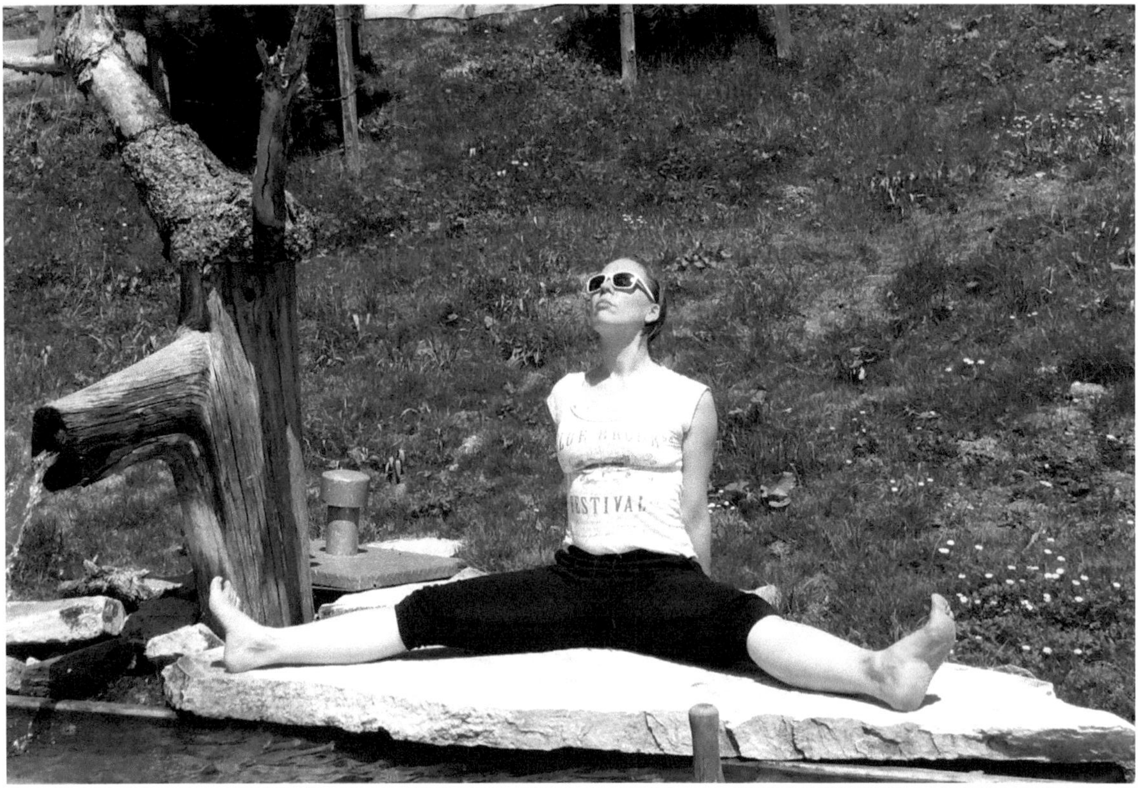

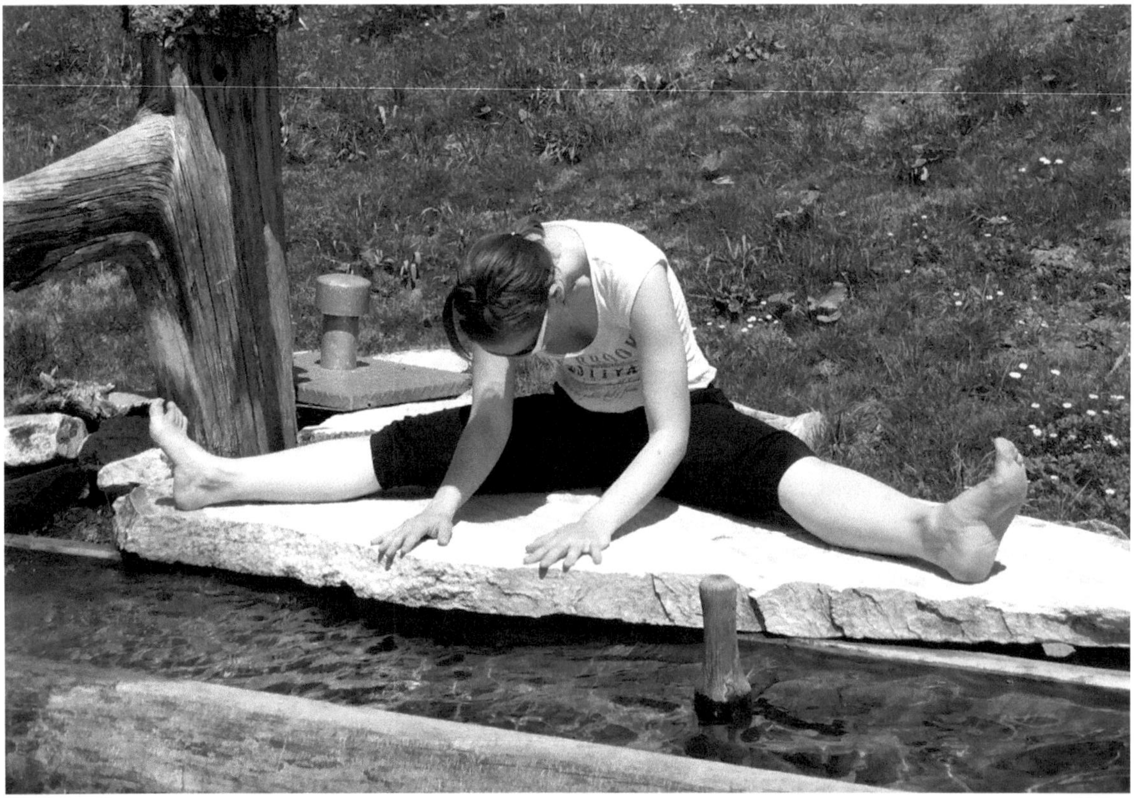

GRÄTSCHEN UND DEHNEN BIS ZUR SCHILDKRÖTE

Um die Innenseite deiner Oberschenkel zu dehnen, kannst du dich in den weiten Grätschsitz begeben.

Finde eine Position, die für dich angenehm ist und nicht schmerzt.

Die Hände stellst du hinter dem Rücken ab und öffnest so zusätzlich deine Brust (Bild 1).

Wenn du nun möchtest, kannst du die Dehnung intensivieren, indem du dich mit dem Oberkörper nach vorne beugst. Die Hände legst du flach auf dem Boden auf (Bild 2).

Wenn du gut aufgewärmt bist, gelingt es dir vielleicht sogar, die Unterarme am Boden aufzulegen.

Atme ruhig und entspannt und konzentriere dich darauf, in deinen Muskeln und Bändern locker und weich zu werden. Das kann einige Zeit dauern. Sei daher geduldig.

Falls du dich weiter dehnen möchtest, interessiert dich vielleicht das Folgende: Ein echter Yogi kommt mit dem Oberkörper bis zum Boden und streckt dann seine Arme unterhalb der Beine bis zur „Schildkröte“ durch. Ich habe gehört, dass manche Yogis sogar in dieser Positon schlafen ...

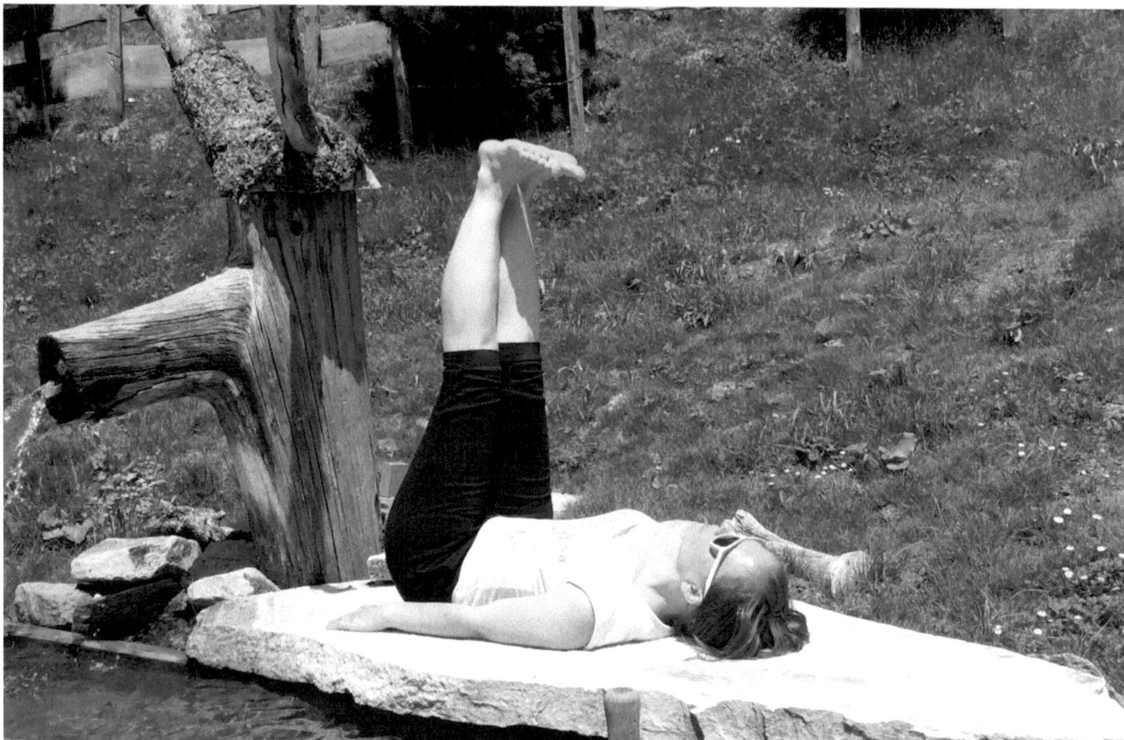
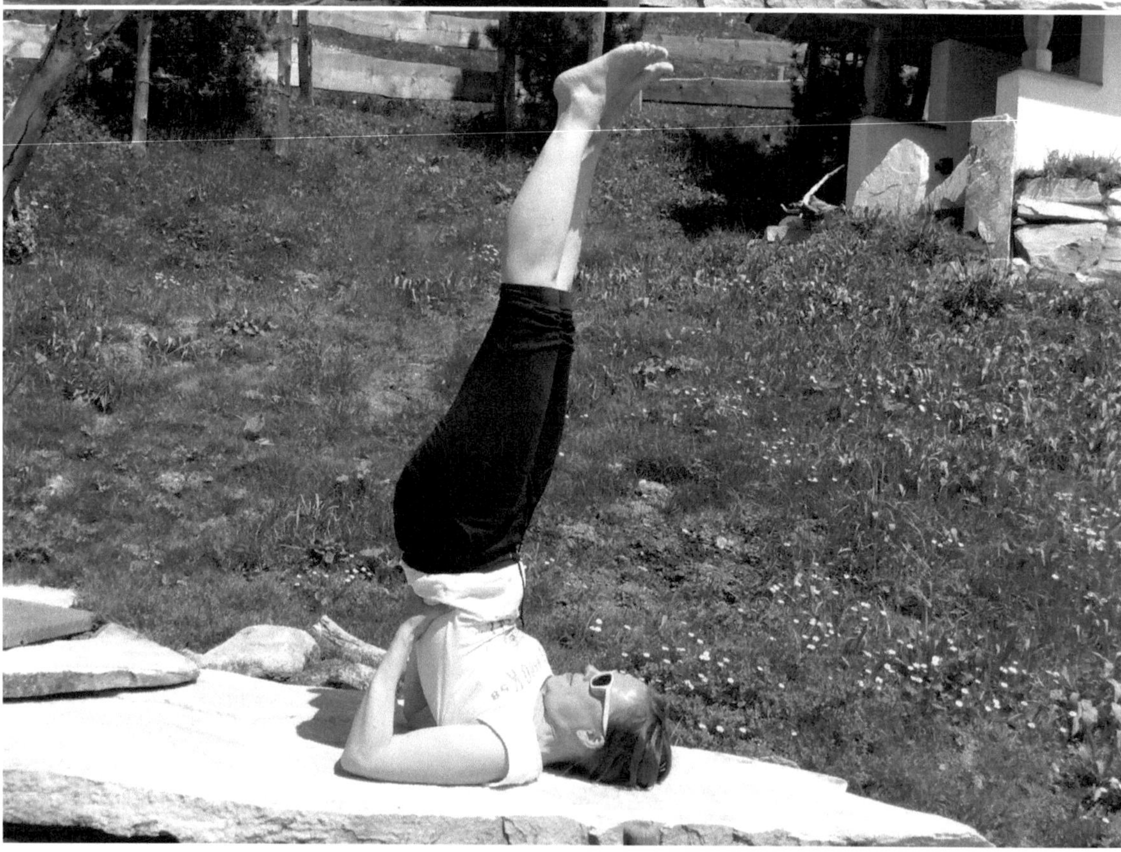

STELL DEINE FUSSANTENNEN AUF EMPFANG IM SCHULTERSTAND

In manch einem Yoga-Lexikon ist zu lesen, der „Schulterstand“ (Kindern auch als „Kerze“ bekannt) schenke uns ewige Jugend und Schönheit. Grund genug, die Übung regelmäßig zu praktizieren!

Die Vorstufe zum Schulterstand siehst du auf Bild 1: Du liegst flach auf dem Boden und bringst die Beine im 90 Grad-Winkel nach oben, die Fußsohlen zeigen in Richtung Himmel.

Wenn du möchtest, kannst du nun so bleiben. Hast du einen langen Gürtel, Schal oder ein langes Handtuch zur Hand, kannst du dieses auf die Fußsohlen legen und die Enden des Gürtels greifen.

Möchtest du einen Schritt weitergehen, so hebe dein Becken mit Schwung nach oben, stütze deinen Körper ab und verharre in dieser Position (Bild 2).

Bleib mit dem Nacken unbedingt gerade und blicke kerzengerade nach vorne. Die Füße lässt du ganz entspannt und merkst, wie sich der Kreislauf langsam umstellt. Deine Beine und Venen werden entlastet.

Wenn du schon länger übst, kannst du den Schulterstand ungestützt durchführen. Du senkst dann die Arme ab und ziehst dich alleine durch deine Rumpfkraft nach oben.

Eine weitere Variante ist, die Arme parallel zu den Beinen nach oben zu strecken. Du brauchst hierfür ein gutes Gespür für deinen Nacken und Vertrauen in dein Gleichgewicht.

Um wieder herunterzukommen, lässt du dich von deinen Armen bremsen (siehe Seite 48) und rollst dich Wirbel für Wirbel langsam nach unten ab.

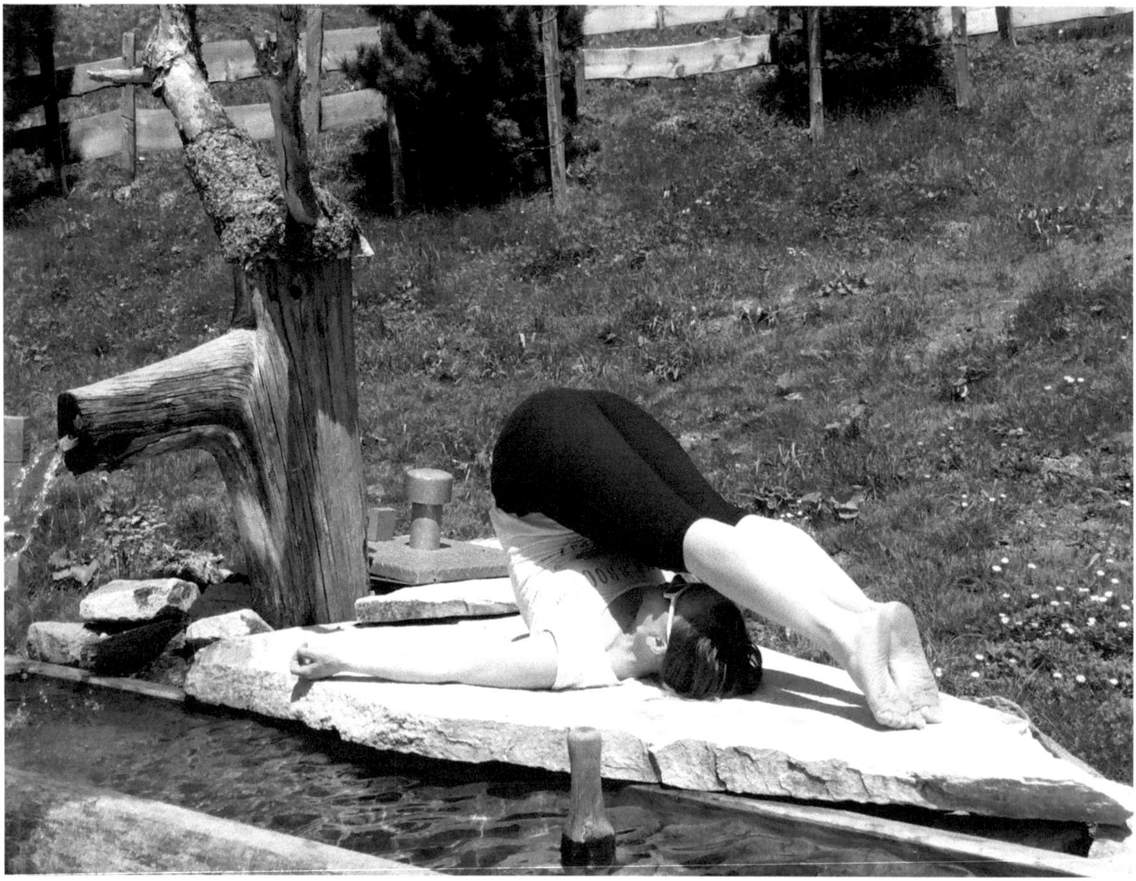

DIE RICHTUNG UMKEHREN IM PFLUG

Der „Pflug“ ist die ideale Fortsetzung des Schulterstandes (Seite 47), denn er baut darauf auf und lässt sich fließend anschließen.

Du dehnst bei dieser Übung den Rücken und die Halswirbelsäule, außerdem die Beinmuskulatur. Sobald du mit den Füßen langsam hinter den Kopf getrippelt bist und deine Endposition erreicht hast, kannst du die Zehen ablegen.

Achtung: Sei – wie schon beim „Schulterstand“ – vorsichtig, wenn du dich wieder nach unten hin abrollst. Benutze deine Arme als Bremse! Jeder Wirbel will langsam zurück zum Boden gebracht werden. Nicht nur dann, wenn du auf steinhartem Untergrund übst.

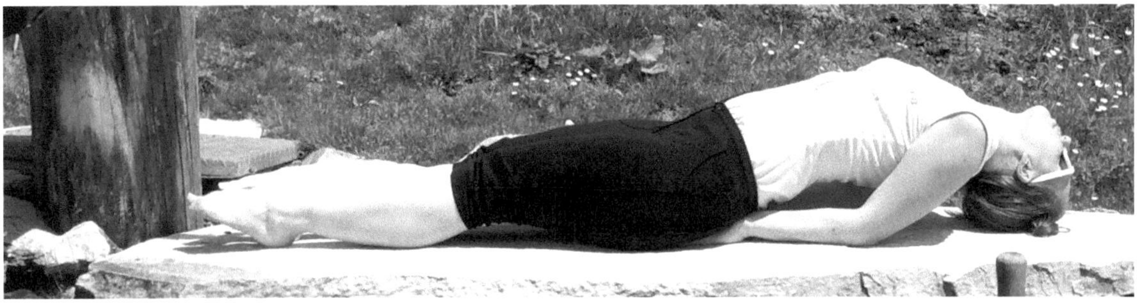

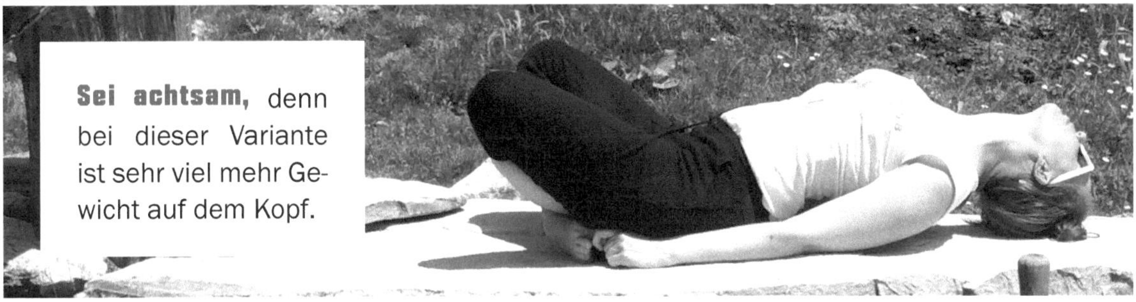

Sei achtsam, denn bei dieser Variante ist sehr viel mehr Gewicht auf dem Kopf.

KIEMEN UND HERZ WEITEN IM FISCH

Der „Fisch" weitet deine menschlichen Kiemen und das Herz. Diese sehr spezielle Position wirst du sonst womöglich nie freiwillig einnehmen – gönne sie dir unbedingt, sie kann süchtig machen! Ich habe die Erfahrung gemacht, dass auch absolute Yoga-Neulinge den Fisch auf Anhieb lieben.

Lege dich entspannt auf den Rücken. Die Beine sind geschlossen, die Arme befinden sich eng am Körper.

Stütze dich dann auf deine Ellenbogen und hebe deinen Kopf und den Oberkörper nach oben, wobei du nach vorne blickst.

Senke nun den Scheitel in Richtung Boden, während dein Blick nach oben und schließlich hinter den Kopf gleitet. Schließe die Augen. Du spürst, wie sich dein Herzbereich automatisch ausdehnt und auch dein Hals- und Kehlkopfbereich angenehm geweitet werden (Bild 1).

Wenn du dich mit der Position vertraut fühlst und dein Nacken gesund ist, kannst du die Beine zum Schneidersitz kreuzen, die großen Zehen greifen und feststellen, wie wenig Gewicht auf deinen Ellenbogen liegt (Bild 2).

Halte die Position, so lange sie für dich angenehm ist. Um aus der Übung zu kommen, gehst du die Schritte rückwärts, stützt dich also wieder auf den Ellenbogen ab und legst dann langsam Wirbelsäule, Nacken und Kopf am Boden ab.

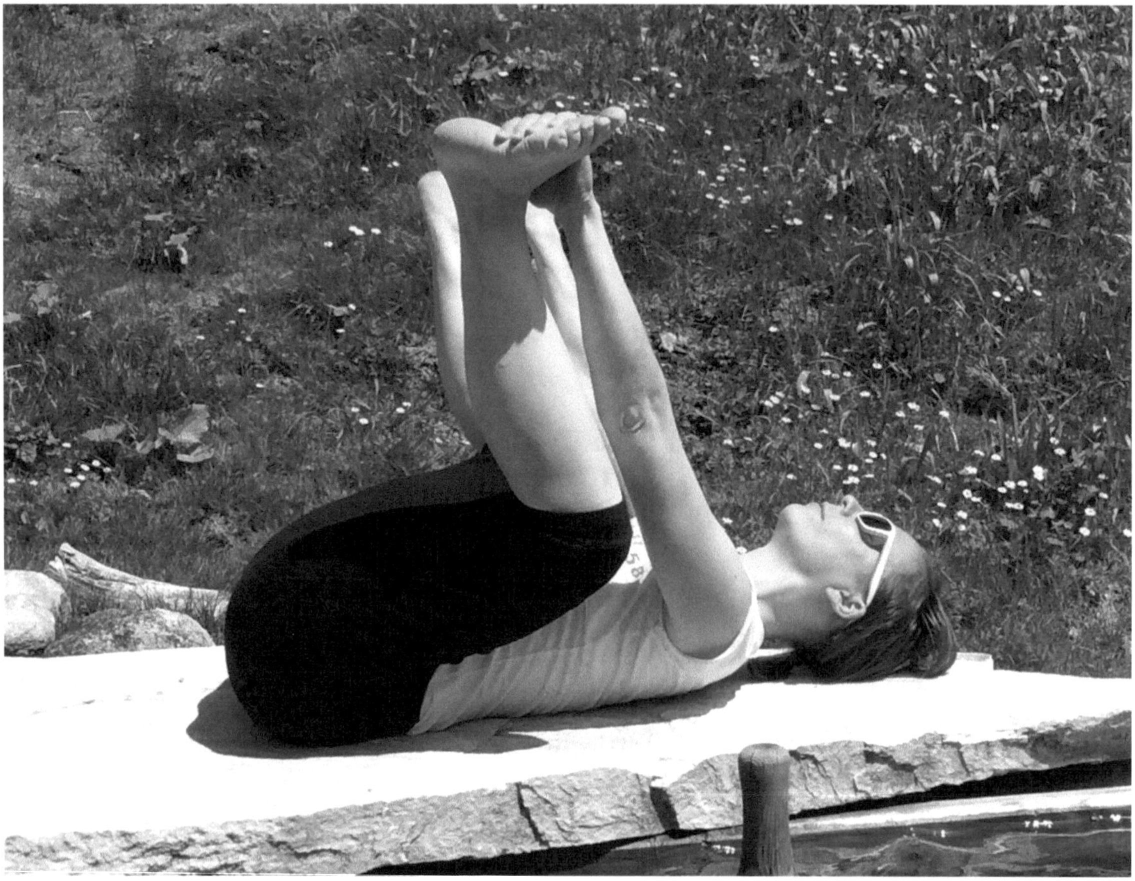

WECKE DAS HAPPY BABY IN DIR

Nach dem „Fisch“ (Seite 49) und dem damit verbundenen starken Hohlkreuz wirst du wahrscheinlich eine Gegenbewegung haben wollen.

Du kannst, am Rücken liegend, beispielsweise die Fußsohlen greifen und in der „Happy Baby Pose“ so tun, als wärst du ein glückliches Baby.

Folge deinem Gefühl und gib deinem Körper genau das, was er jetzt möchte. Vielleicht willst du leicht von Seite zu Seite schaukeln – oder auch nur entspannt liegen bleiben. Je nach Tagesverfassung hast du bestimmt verschiedene Wünsche.

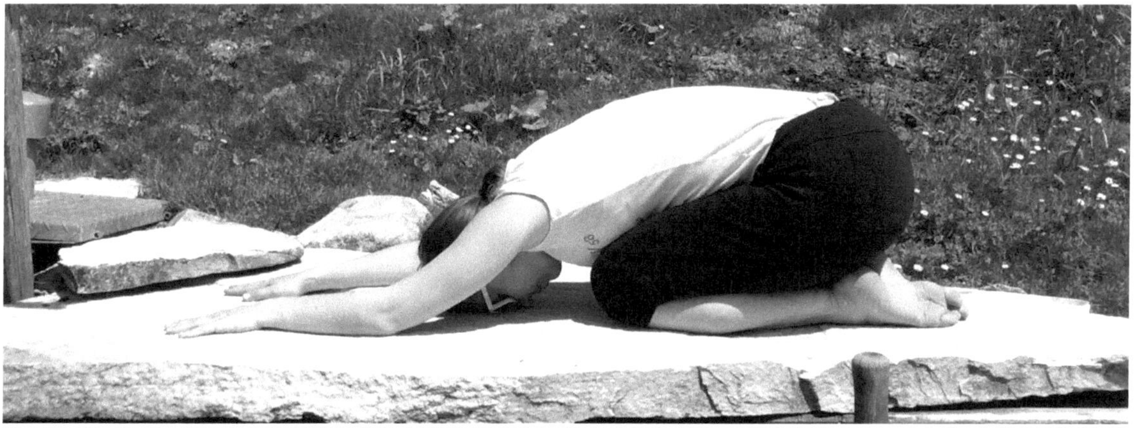

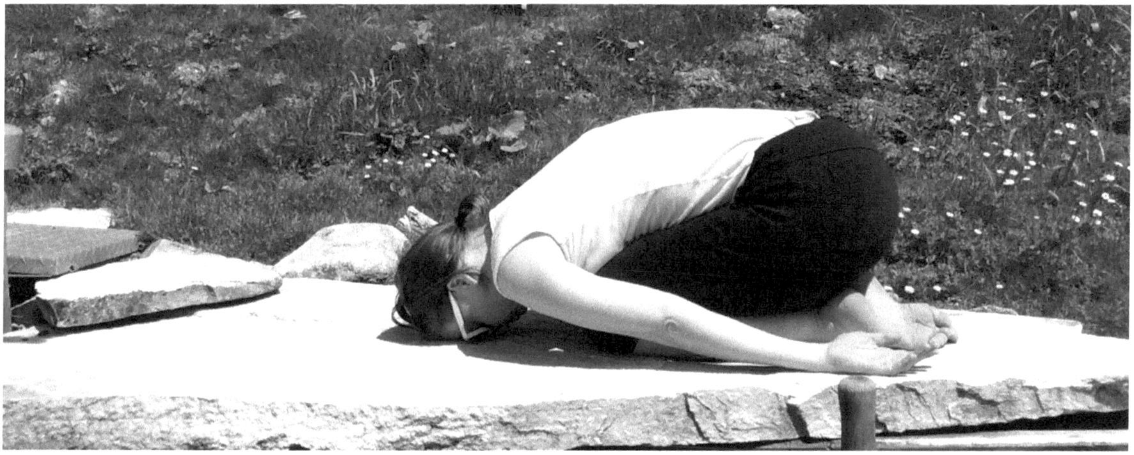

ENTSPANNE DICH WIE EIN KIND

Die „Kindeshaltung“ bietet sich immer dann an, wenn du eine Verschnaufpause brauchst, dich regenerieren und entspannen möchtest. Wie ein Kind, das gerade zwischen den Welten weilt und einen genüsslichen Schlaf sucht.

Setze dich auf deine Unterschenkel und neige dich nach vorne, die Hände können dich dabei abstützen.

Du kannst die Arme in der Kindeshaltung nach vorne ausstrecken, die Handflächen zum Boden gerichtet (Bild 1), oder in Richtung deiner Füße ablegen mit den Handflächen nach oben (Bild 2).

Bald merkst du, wie sich alles in deinem rückwärtigen Bereich entspannt und auch deine Wahrnehmung zur Ruhe kommt. Denn deine Augen blicken nun zu Boden – am besten, du schließt sie für eine Weile und lässt die Dunkelheit auf dich wirken.

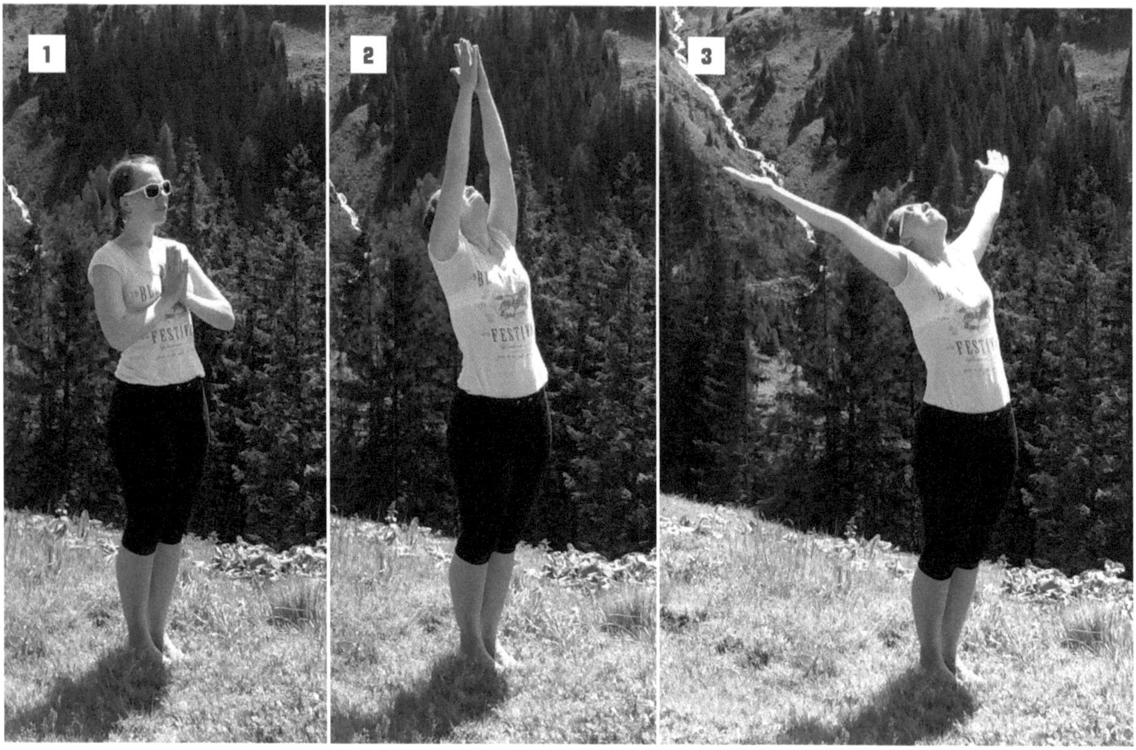

GRÜSS DIE SONNE IM SONNENGRUSS

Der „Sonnengruß" – in der gezeigten Form oder so ähnlich – kann deine tägliche kleine Yoga-Routine werden. Die gezielte Abfolge der Bewegungen aktiviert in der Kürze der Zeit überraschend viele Körperbereiche und ist sehr effektiv. Der Sonnengruß eignet sich daher hervorragend zum Aufwärmen und rundum Mobilisieren.

Auf den Bildern siehst du den ersten Teil des Sonnengrußes. Achte darauf, dass du bei der Rückbeuge (Bild 3) dein Gesäß anspannst, um den unteren Rücken zu schützen.

Wiederhole die Übung für die linke Seite, indem du nach der Vorwärtsbeuge das linke Bein nach hinten stellst (Bild 6) und nach dem abschauenden Hund das linke Bein nach vorne bringst (Bild 10).

Wenn der Boden sauber ist, empfiehlt es sich, zwischen Bild 8 und Bild 9 in die kleine „Kobra" (siehe Seite 82) zu kommen. Hierfür bewegst du aus der Kindeshaltung (Bild 8) heraus den Oberkörper bodennah nach vorne, während du das Gesäß anhebst. Dann richtest du wie eine Kobra deinen Kopf und Rumpf steil auf, während Hände, Hüfte und Beine am Boden bleiben. Anschließend stellst du die Zehen auf und stemmst dich, wie auf dem nächsten Bild gezeigt, in den abschauenden Hund nach oben (Bild 9).

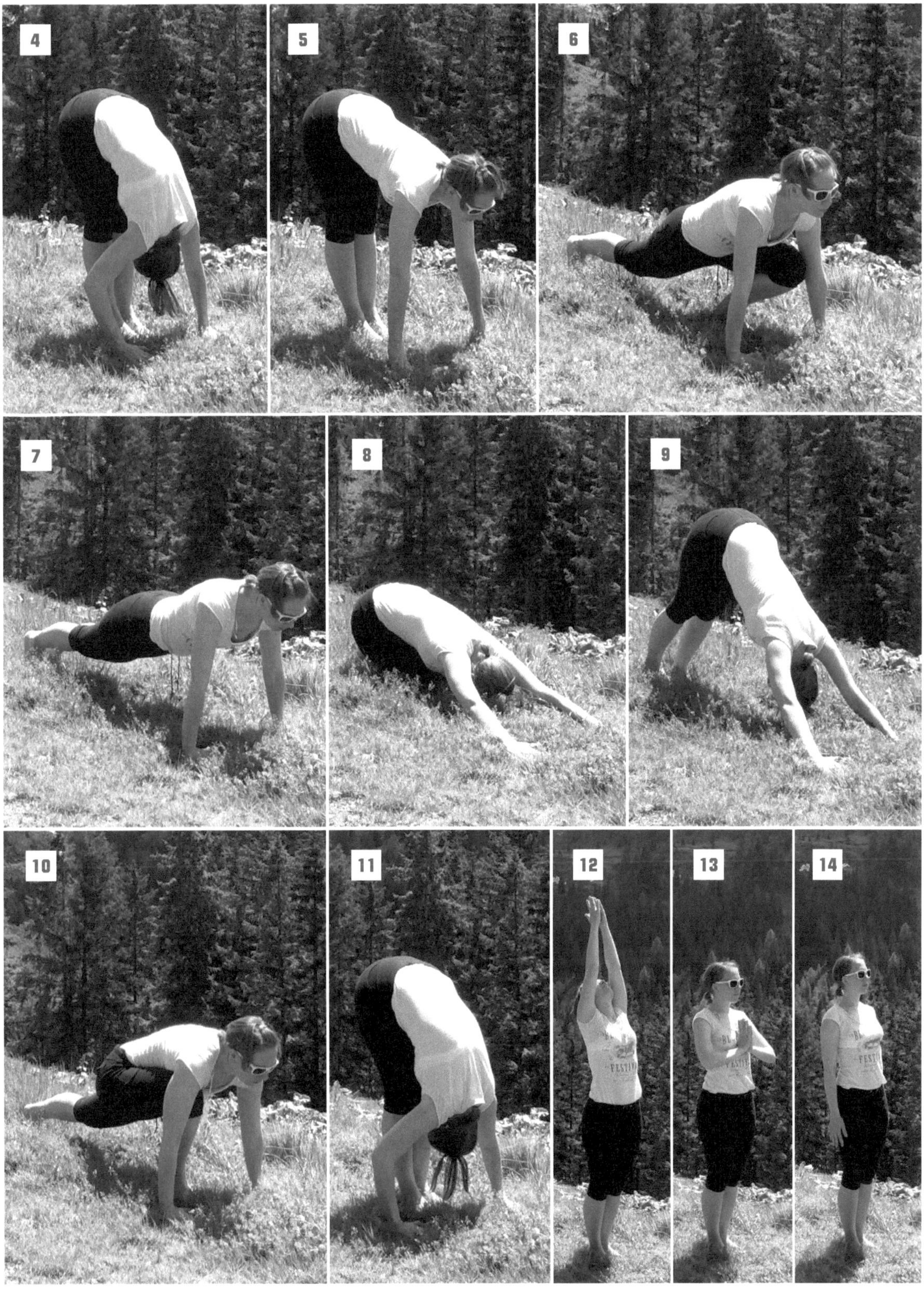
4
5
6
7
8
9
10
11
12
13
14

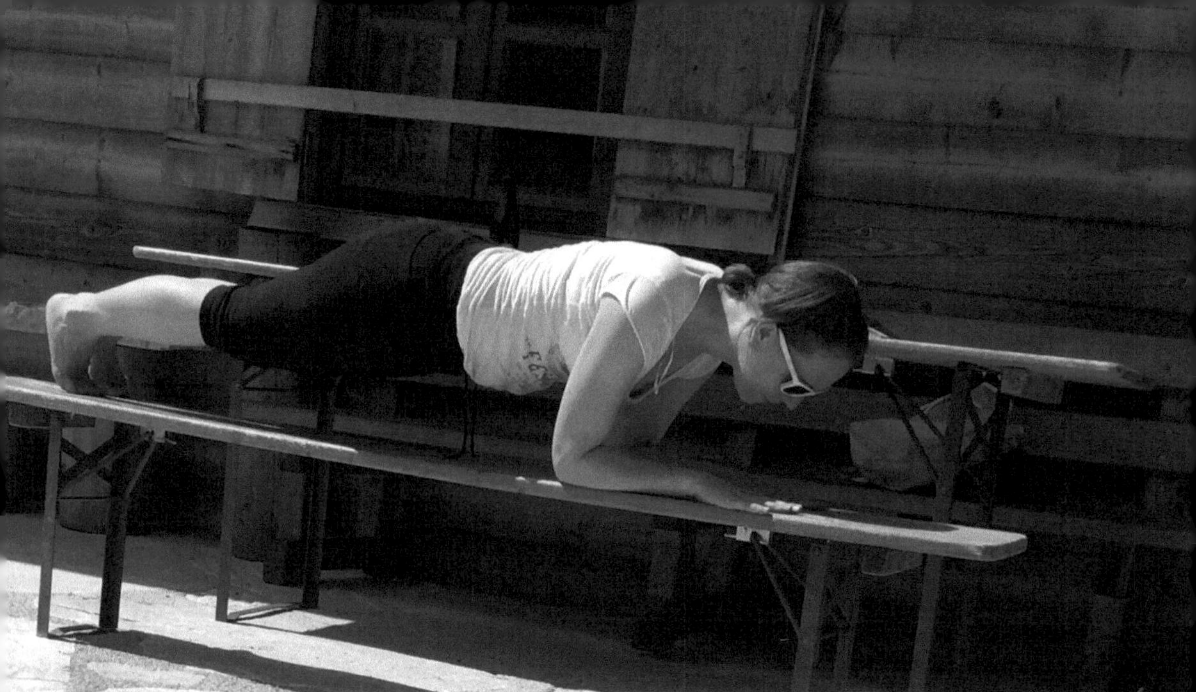

STARK WIE EIN BRETT

Bevor du dir wieder Schuhe anziehst, nutze die Gunst der Stunde und funktioniere eine Sitzbank, ein Brett oder ganz einfach den Boden zum Trainingsgerät um.

Im „Brett“ trainierst du so ziemlich alle Muskeln, die du anspannen kannst, insbesondere deine Körpermitte. Zieh den Bauchnabel nach innen!

Die Übung lässt sich am Boden variieren zum sogenannten „Kleinen Liegestütz“, bei dem die Ellbogen nahe am Körper sind und dein Körper knapp über dem Boden schwebt.

Versuche, möglichst lange ein Brett zu sein, und gib nicht gleich auf, wenn es mühsam wird. Du kannst dir vorstellen, dass unter dir Haifische schwimmen oder der Boden brennt. Es hilft auch, sich auf die Atmung zu konzentrieren und die Atemzüge mitzuzählen. Auf diese Weise kannst du bei späteren Wiederholungen leicht die Fortschritte deines Trainings bemerken.

Puh, 20 Sekunden können richtig lang sein ... Wenn du möchtest und genug Platz für Hände und Füße hast, kannst du ein paar Stopps im abschauenden Hund (Seite 27) einlegen und von dort wieder ins Brett gehen. Bis du schließlich stolz und müde am Boden landest. Bravo, du hast es geschafft!

SCHUHE SCHNÜREN WIE EIN YOGI

Die Zeit des Rastens auf der Hütte ist vorbei und deine Wanderschuhe warten darauf, geschnürt zu werden.

Lass diesmal nicht den Schlendrian raushängen, sondern wähle eine yogische Position. Im Dreieck lassen sich prima Schuhe binden, und du dehnst gleichzeitig deine Bein-Rückseiten sowie deinen Rücken.

Lass dir genug Zeit beim Schuhebinden und versuche, beide Fußsohlen fest am Boden zu verankern. Du erhältst so eine noch bessere Dehnung. Vielleicht möchtest du ab jetzt auch zu Hause auf den bequemen Hocker im Vorraum verzichten.

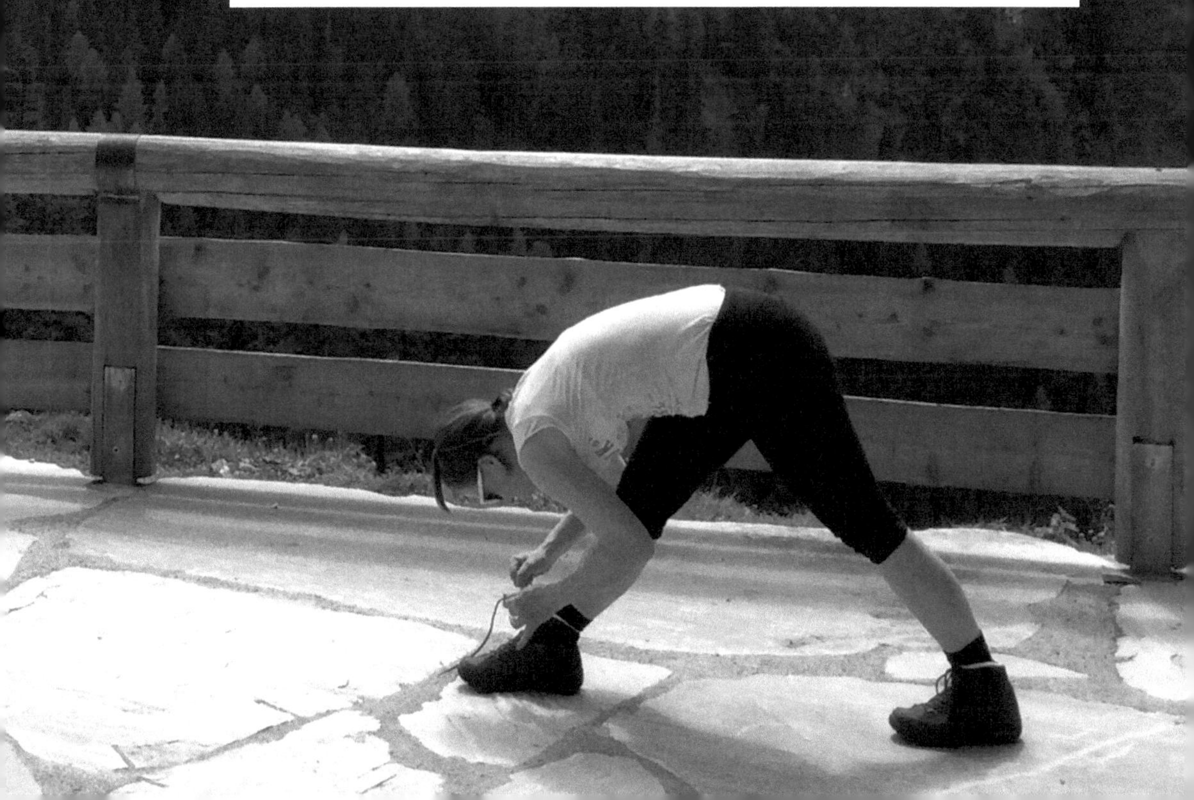

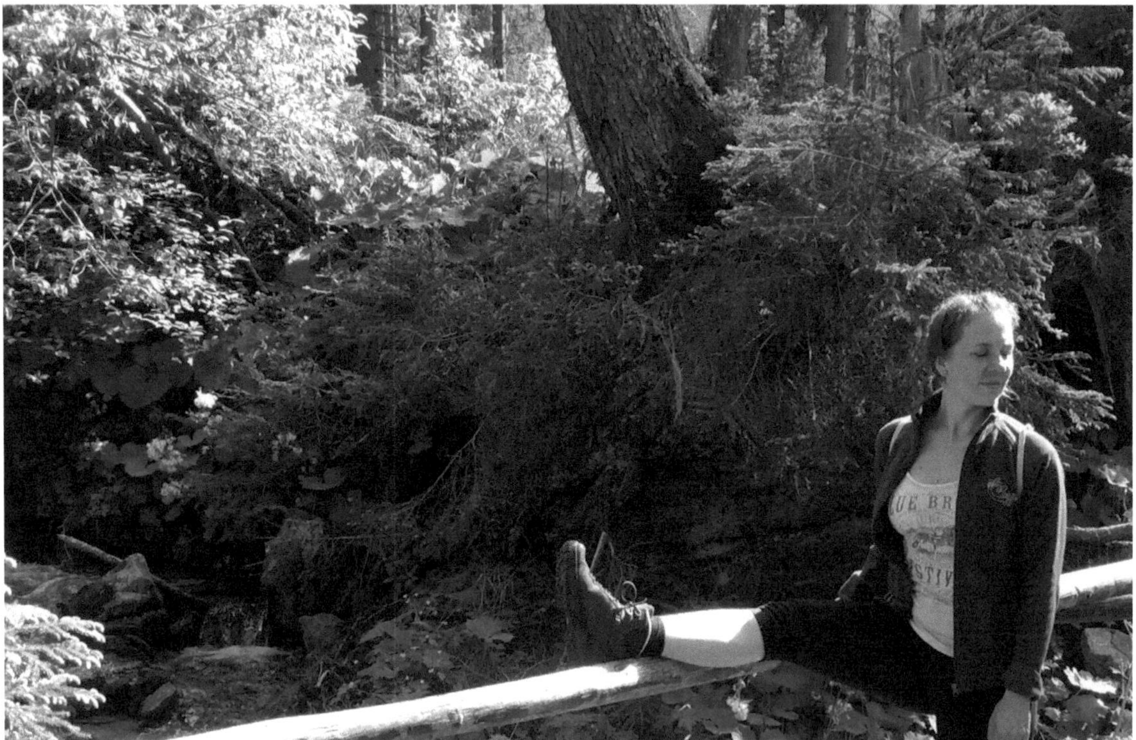

DEHNEN FÜR DIE GUTE SACHE UND DEN ISCHIAS

Mitunter kommst du auf dem Rückweg an Orten vorbei, die du nun zum Dehnen verwenden möchtest. Ein Brückengeländer etwa bietet sich an, um ein ausgestrecktes Bein darauf zu platzieren und so die Bein-Rückseite zu dehnen.

Oder du erklimmst zur körperlichen Ertüchtigung noch einen Monsterstein und legst, oben angekommen, den Fuß auf das Knie, um so Ischias-Beschwerden vorzubeugen und den Musculus piriformis zu dehnen, der sich in deinem Gesäß befindet.

Tipp: Diese Übung lässt sich auch wunderbar bequem im Bett liegend durchführen. Lege die rechte Ferse auf dein linkes Knie und ziehe den linken Oberschenkel oder hindurchgreifend das linke Schienbein zu dir heran. Du solltest keinen Schmerz, sondern lediglich eine angenehme Dehnung spüren. Wechsle anschließend die Beine und lege die linke Ferse auf das rechte Knie, wonach du den rechten Oberschenkel bzw. hindurchgreifend das rechte Schienbein zu dir heranziehst.

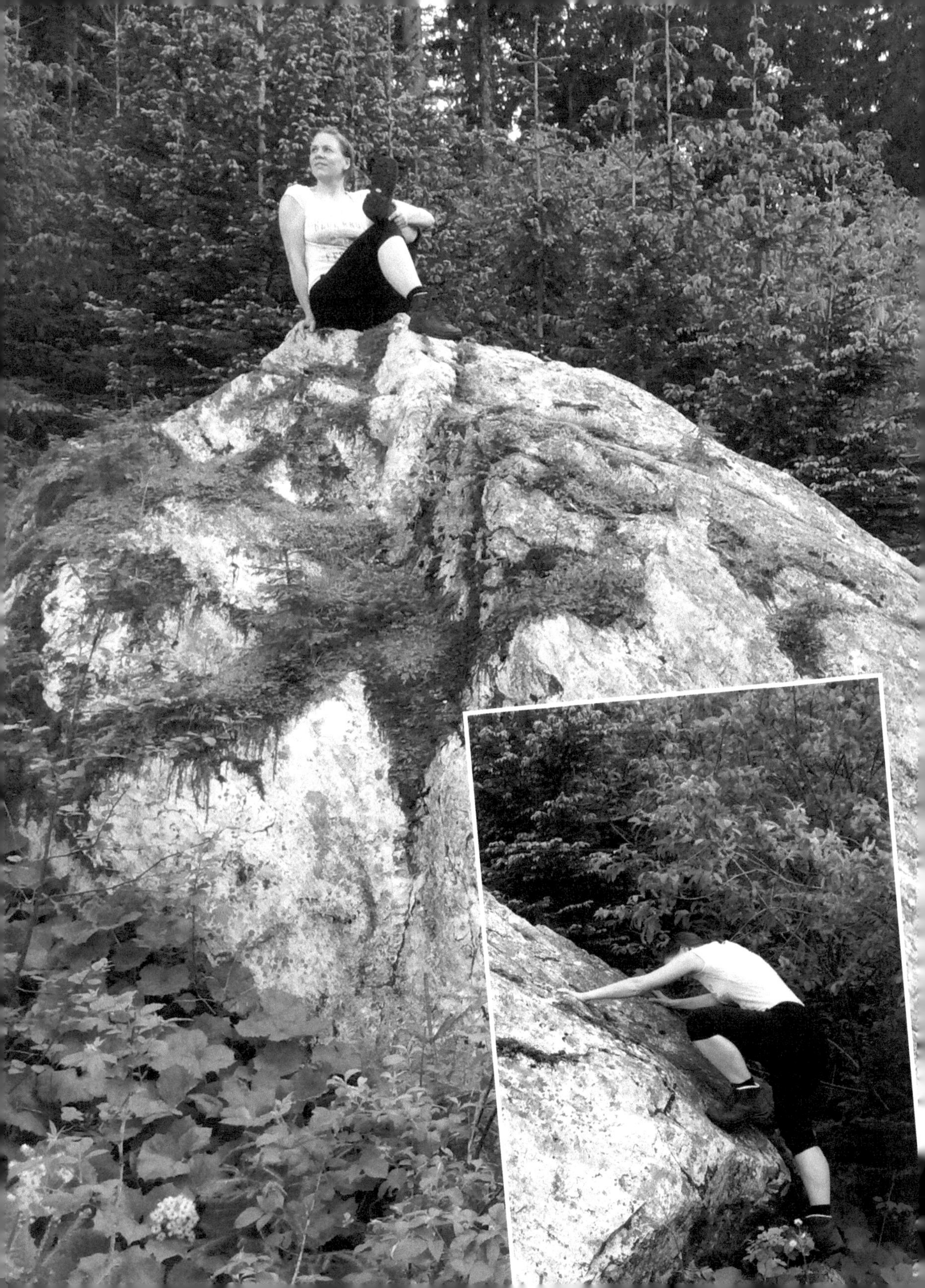

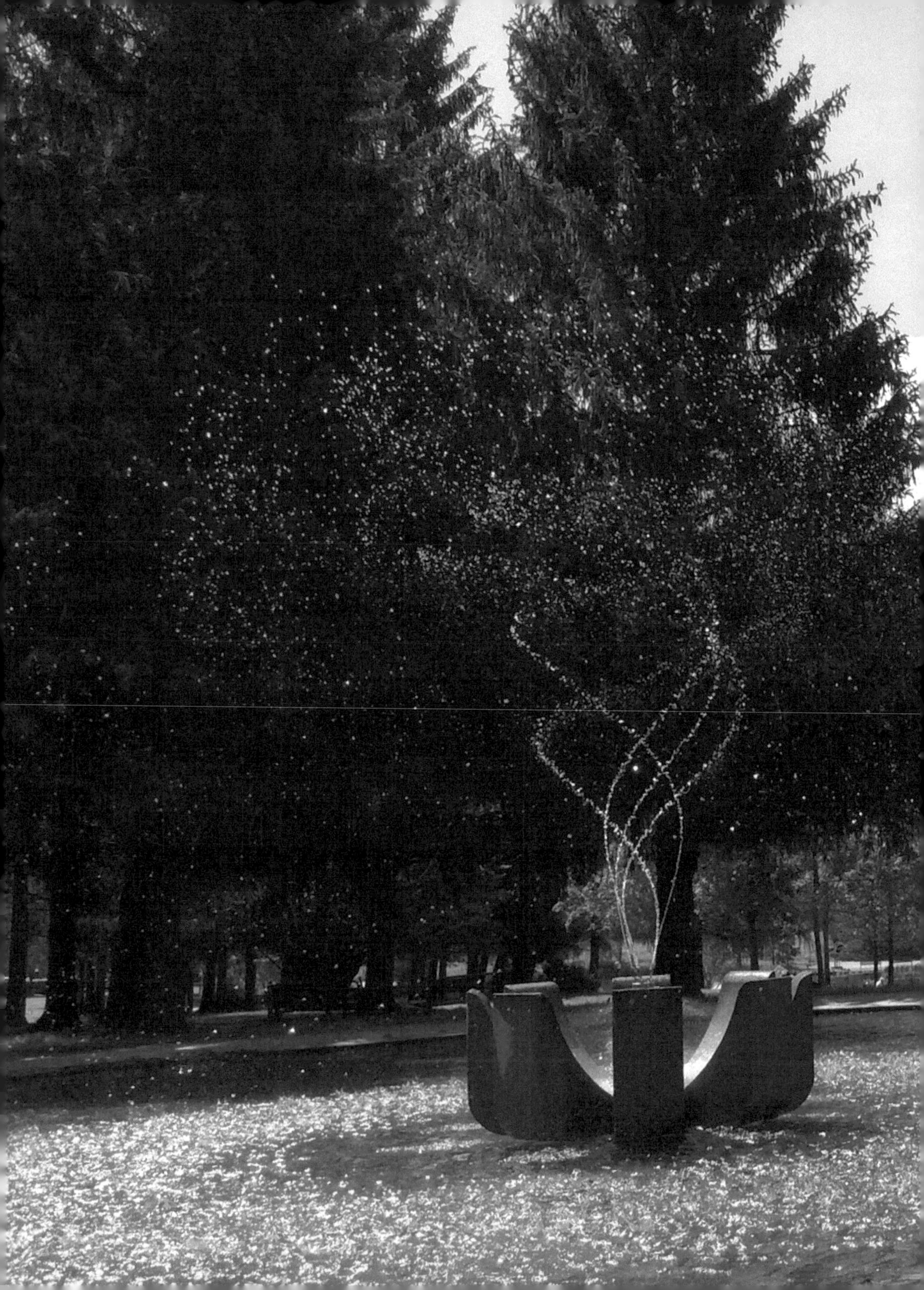

Yoga im Park

Parks können wunderbare Anreize für Yoga-Übungen im Freien bieten. Auf den folgenden Seiten gebe ich dir einige Ideen zur praktischen Umsetzung. Viel Freude beim Entdecken deiner persönlichen Vorlieben im öffentlichen Raum!

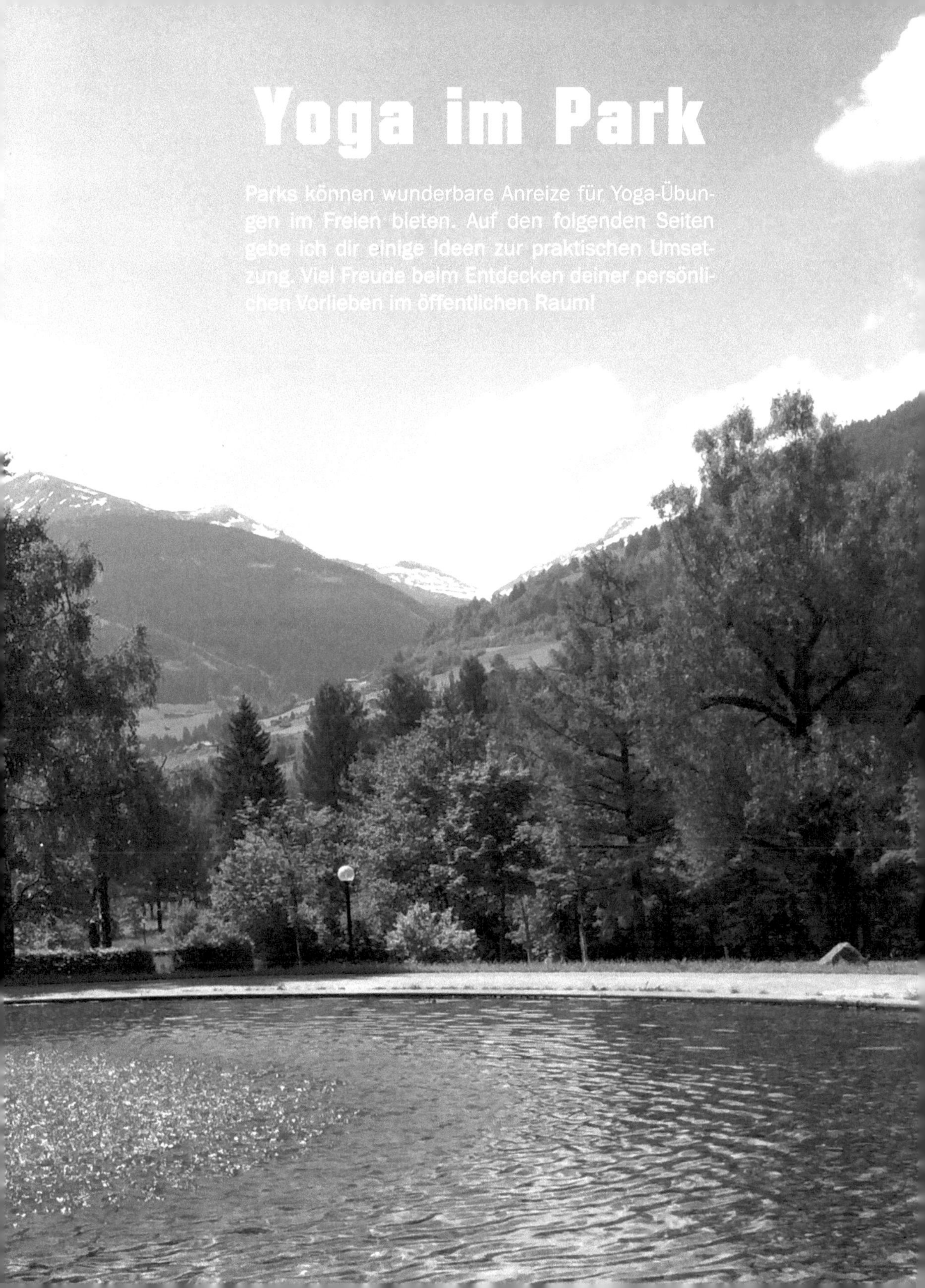

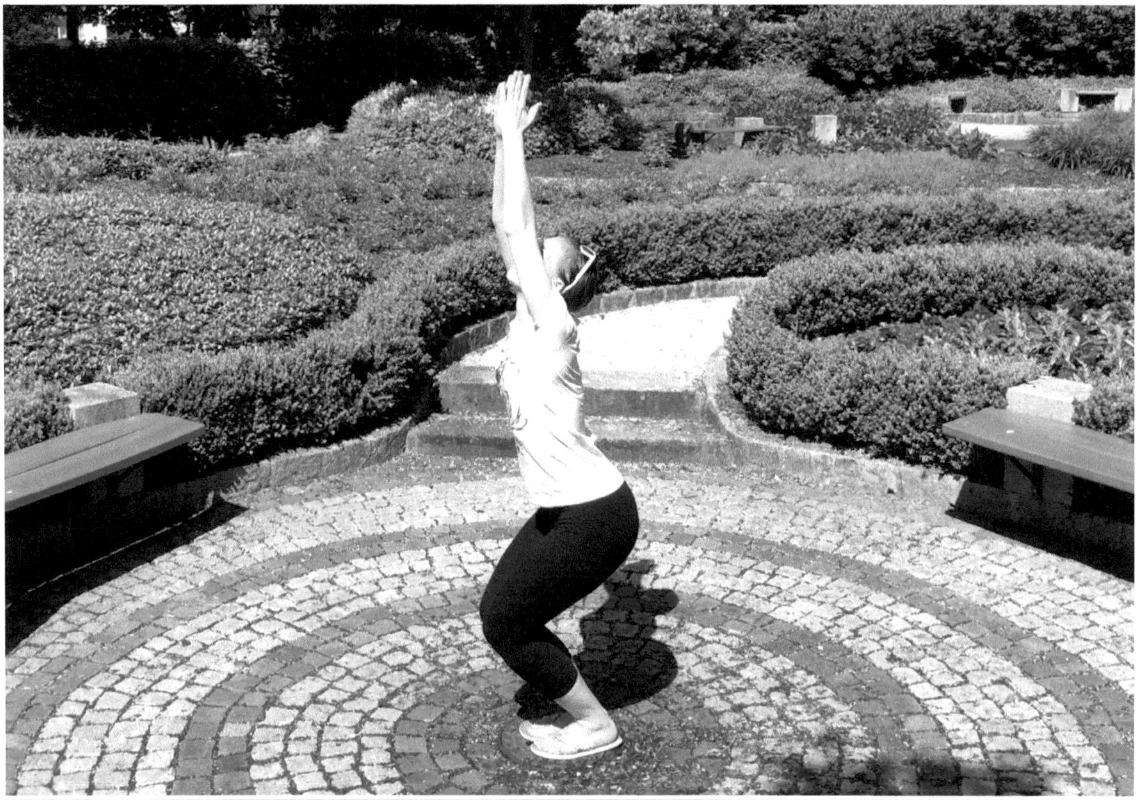

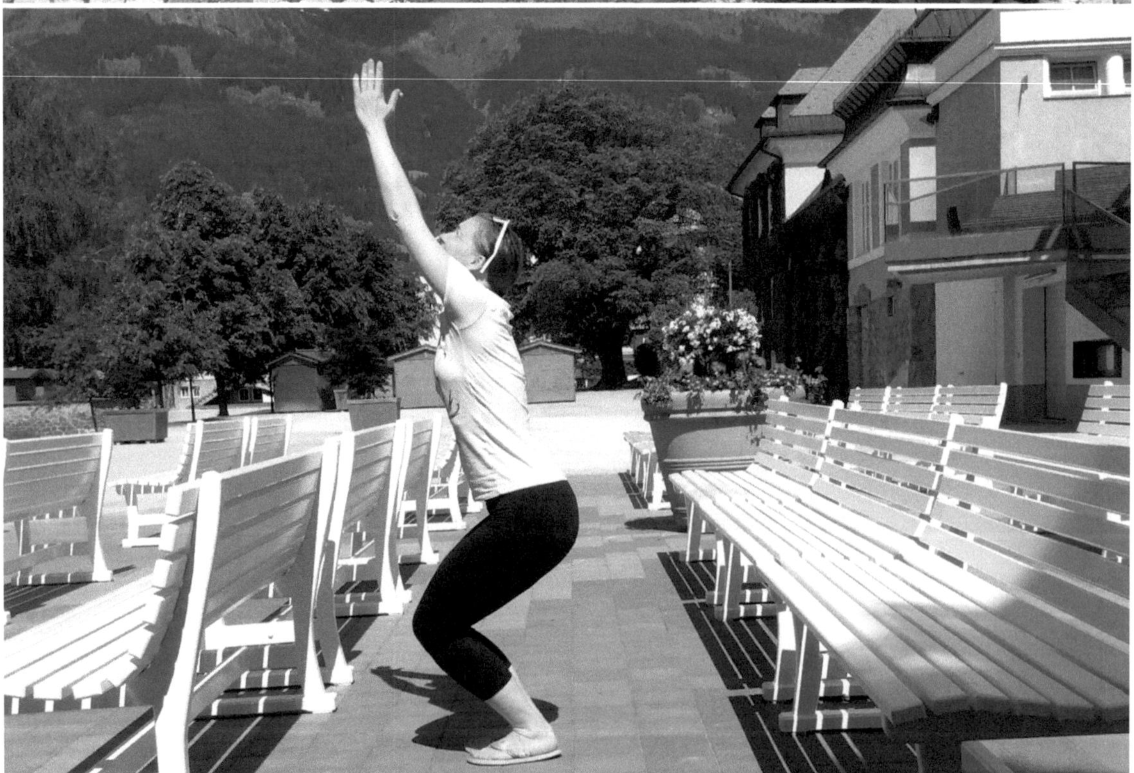

MÄCHTIG SITZEN OHNE SESSEL

In einem Park gibt es meist ziemlich viele Bänke. Wie wäre es, wenn du sie einfach weglässt und dich auf eine imaginäre Bank setzt?

Probiere die „Macht-Pose“ einfach aus. Auf diese Weise kräftigst du nämlich hervorragend deine Oberschenkelmuskulatur – und kommst auch nie wieder in Verlegenheit, sollten einmal alle Stühle besetzt sein.

Stelle dich aufrecht hin, die Bein-Innenseiten berühren sich. Setze dich nun richtig tief. So, als hättest du einen Sessel unter dir.

Führe dann die Arme über die Seiten nach oben und bringe die Handflächen zueinander.

Dein Blick geht Richtung Fingerspitzen. Wenn dein Nacken Alarm schlägt, dann richte den Blick nach vorne und entlaste so den Nacken.

Konzentriere dich auf deinen Atem. Sobald du einige Zeit in der Position warst, senke dich noch ein Stückchen weiter nach unten. Und dann noch ein kleines Stückchen. Wenn du möchtest, kannst du die Arme auch öffnen und verspüren, wie Energie von oben auf dich einströmt.

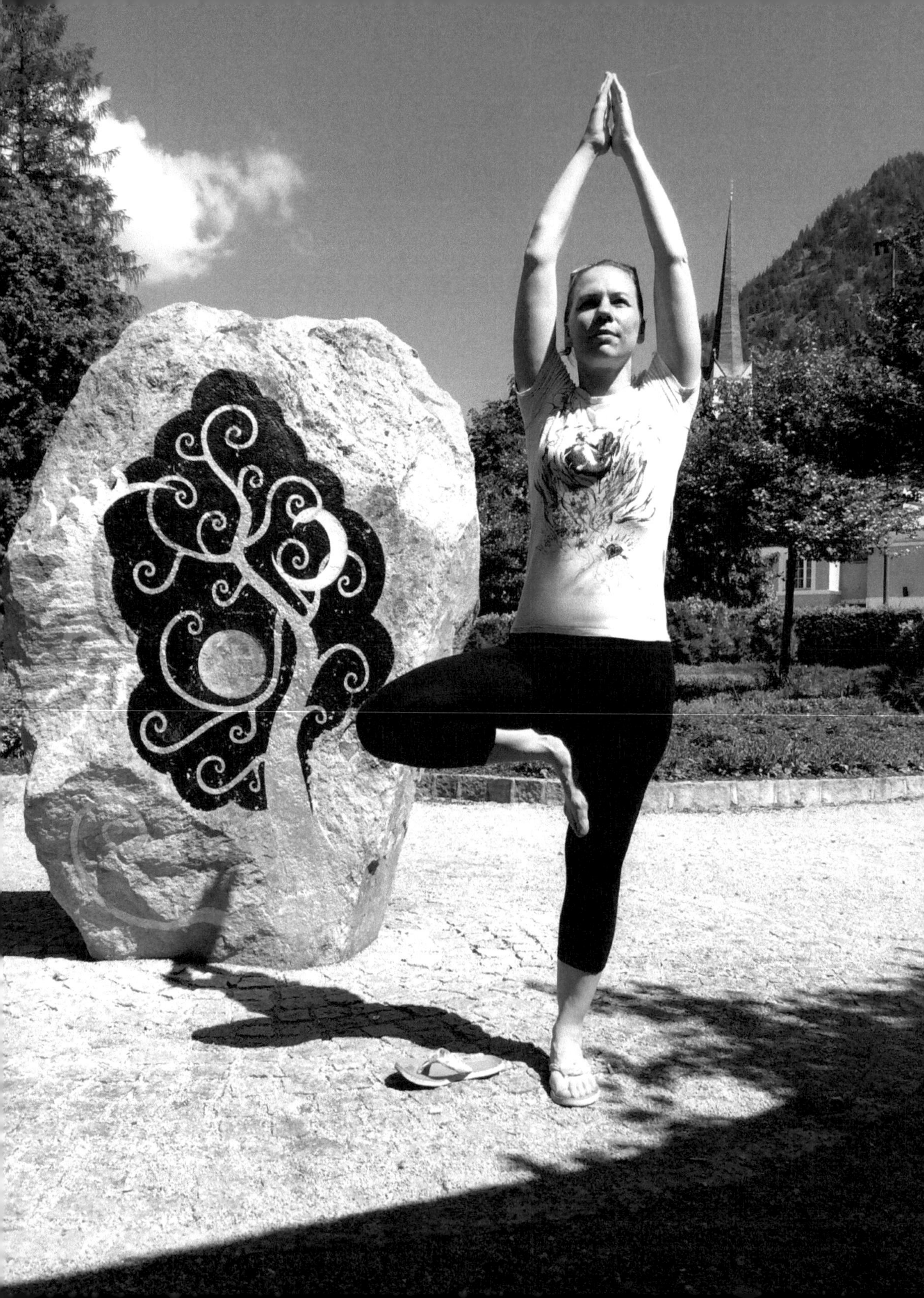

BAUM 3: HOCH WIE EIN KIRCHTURM

Falls du den „Baum“ noch nicht nach oben gerichtet praktiziert hast, so ergreife nun die Gelegenheit dazu! Deine Achseln liegen selten genug frei, gönne ihnen ein wenig frische Luft.

Bequemerweise kannst du dich des Schuhwerks deines Spielbeines entledigen und dich nun ganz darauf konzentrieren, mindestens kirchturmhoch über dich hinauszuwachsen.

Stelle dich aufrecht hin.

Greife nun mit der rechten Hand das rechte Bein und positioniere es entweder unterhalb oder oberhalb des Knies.

Warte auf das Gleichgewicht im linken Bein.

Sobald du dich sicher und fest fühlst, bringst du die Handflächen zueinander und streckst die Arme hoch über den Kopf.

Atme ruhig und entspannt und suche einen fixen Punkt vor dir, der sich nicht bewegt.

Wenn du die Augen schließt, wird es noch einen Tick schwieriger.

Trainiere, wie immer, beide Seiten. Komme nach einiger Zeit auf beide Füße zurück, warte auf das Gleichgewicht und greife dann den rechten Fuß, den du unterhalb oder oberhalb des Knies positionierst.

Wusstest du schon: Die linke Seite ist deine Mondseite, die weibliche Seite. Die rechte Seite deine Sonnenseite, die männliche Seite. Wahrscheinlich wird dir eine Seite leichter fallen als die andere. Erforsche und akzeptiere deine Unterschiede.

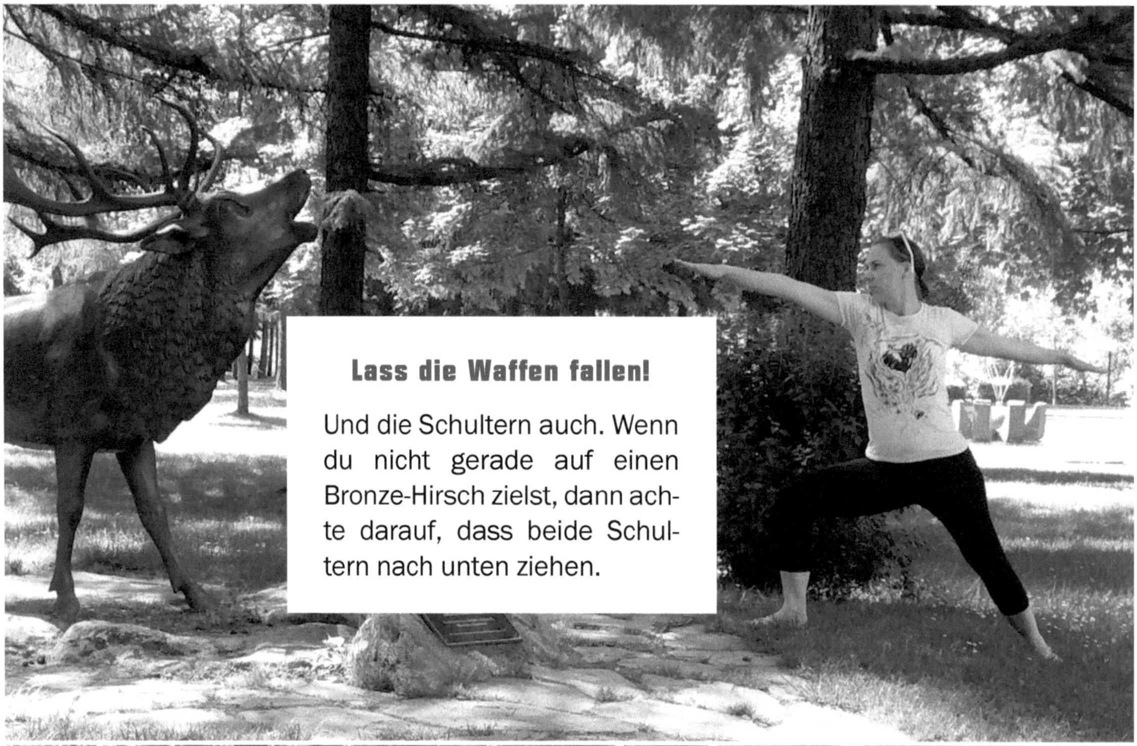

Lass die Waffen fallen!

Und die Schultern auch. Wenn du nicht gerade auf einen Bronze-Hirsch zielst, dann achte darauf, dass beide Schultern nach unten ziehen.

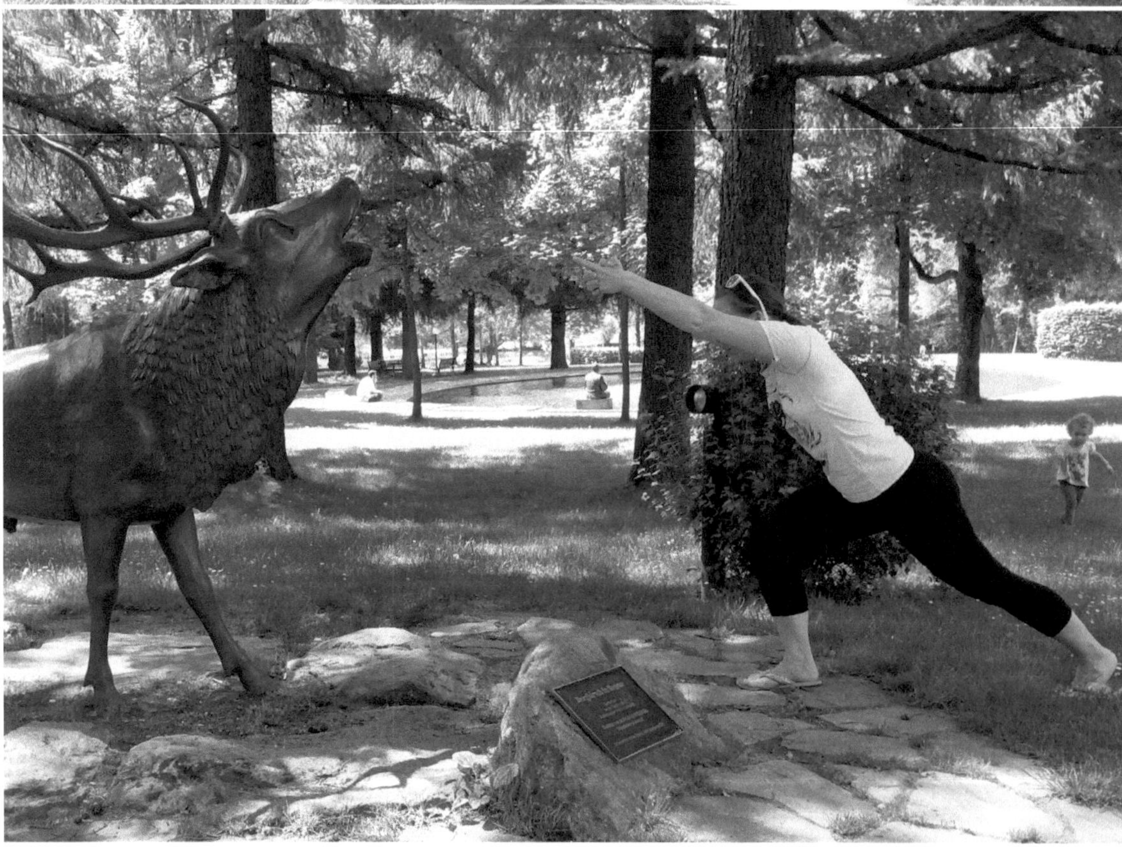

ZIELEN WIE EIN KRIEGER

In einem Park weiß man nie, was als Nächstes auf Einen zukommt – daher hast du den „Krieger“ am besten immer im Programm.

Der Krieger ist eine sehr bekannte Yoga-Position. Er öffnet deine Hüfte und trainiert deine Beine. Außerdem hilft er dir, dich auf ein Ziel zu konzentrieren.

Stelle dich aufrecht hin, die Beine sind in einer mittelbreiten Grätsche. Den rechten Fuß drehst du nach rechts zur Seite, der linke Fuß zeigt weiterhin nach vorne. Öffne deine Arme und strecke sie seitlich aus. Die Arme sind fest und in einer Linie, dein Blick geht über den Mittelfinger der rechten Hand hinaus und fixiert ein Ziel vor dir. Beuge nun das rechte Knie (Bild 1) und achte darauf, dass es – wie auch der Fuß – weiterhin genau nach rechts zeigt.

Nimm dir Zeit. Finde deinen Körper-Mittelpunkt, in dem du die Position gut halten kannst. Je weiter du nach unten gehst, desto mehr forderst du dich.

Wiederhole die Position anschließend für die andere Körperseite, indem das linke Bein vorne steht.

Als weitere Variante dieser Position kannst du den hinteren Fuß nun auch in Blickrichtung drehen und die Arme vor den Kopf bringen (Bild 2).

Hebe dann, wenn du dich zusätzlich fordern möchtest, den hinteren Fuß vom Boden ab und komme mit dem Oberkörper in die Waagerechte. Finde deine Balance. Die Arme und das gehobene Bein sind parallel zum Boden.

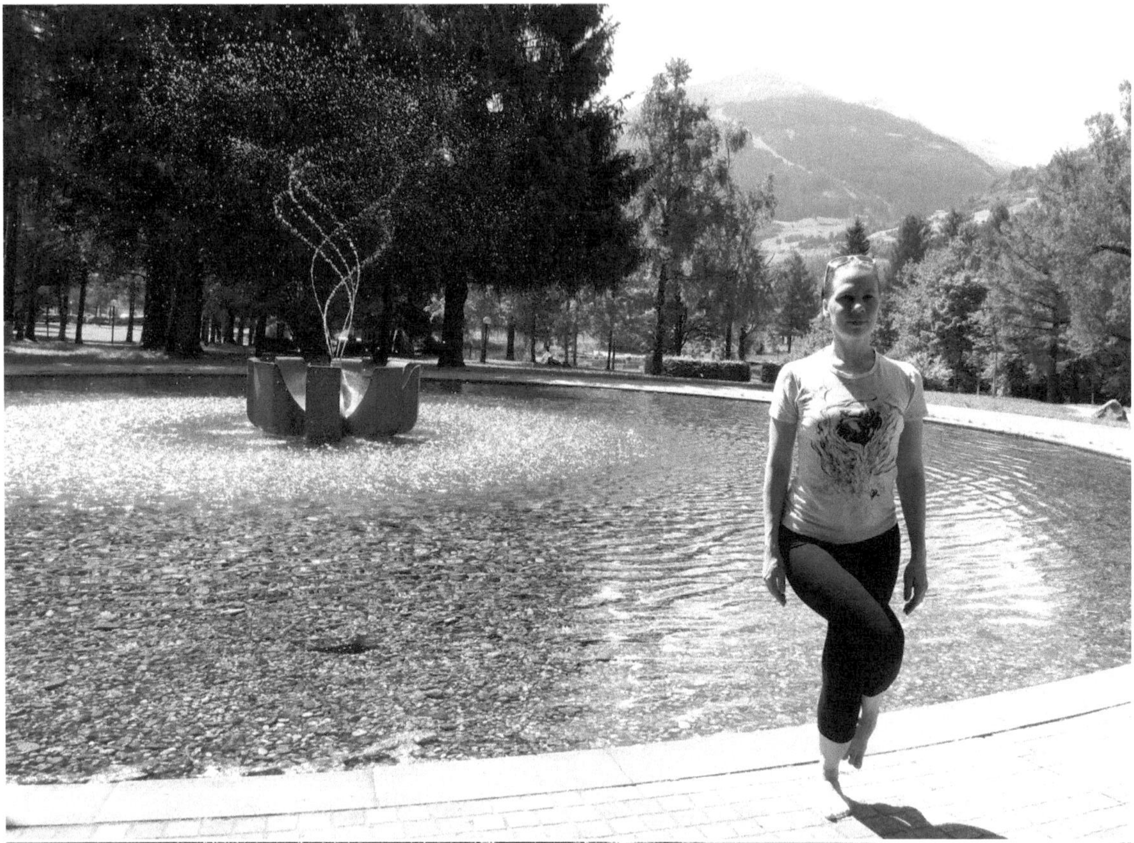

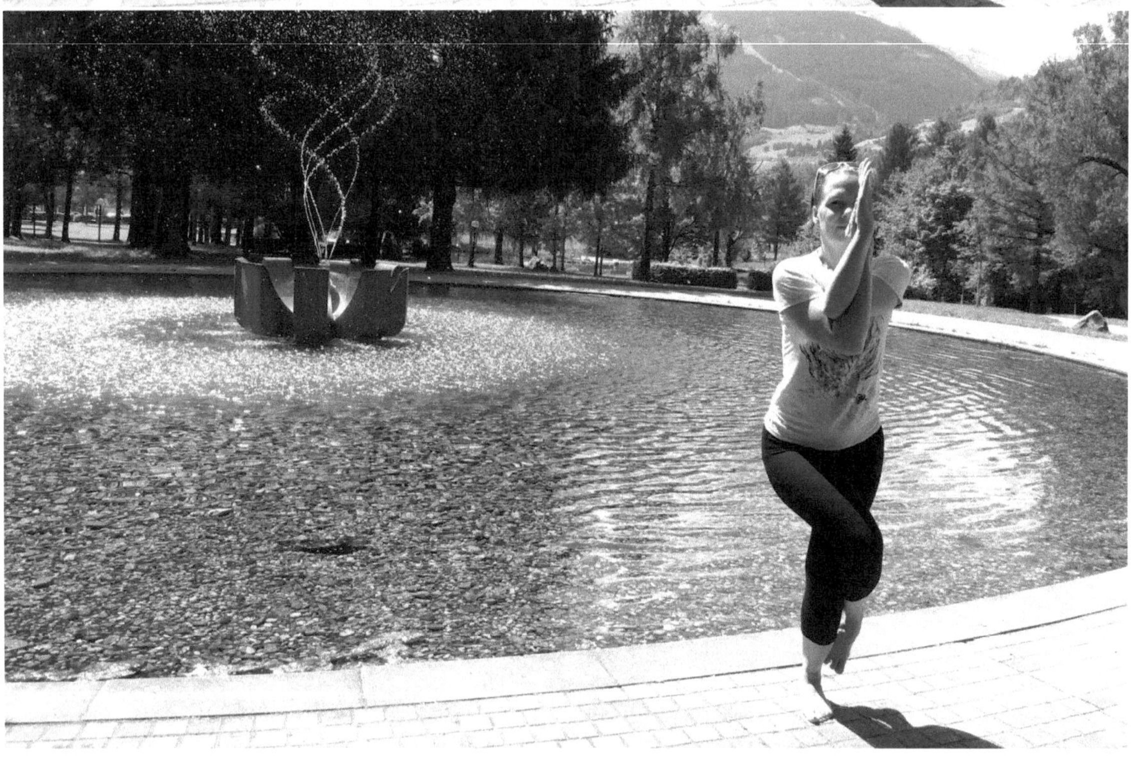

SCHARFSICHTIG WIE EIN ADLER

Nun kommst du zu Adlerbeinen und Adlerarmen und genießt die Vorzüge dieser Übung. Man sagt, der „Adler“ trainiere die Scharfsicht. Der Adler dehnt außerdem deine Schultern und kräftigt deine Schulterblattmuskulatur. Zudem förderst du Gleichgewichtssinn und Balance und dehnst in der finalen Position den Kreuzbereich.

Komme zuerst zu Adlerbeinen: Stelle dich aufrecht hin, die Beine sind eng nebeneinander. Hebe das rechte Bein und lege es so über das linke, als würdest du mit übereinandergeschlagenen Beinen sitzen. Gehe leicht in die Hocke.

Vielleicht gelingt es dir, die linken Zehen in der Wade des rechten Beines einzuhängen (Bild 1).

Komme nun zu Adlerarmen: Hebe die Arme im 90-Grad-Winkel nach oben an und verschränke sie in der Weise, dass der rechte Arm unter den linken kommt.

Führe anschließend die Handflächen zusammen. Je mehr Druck du auf die Handflächen bringst, desto stärker wirkt sich das auf deinen Schulterbereich aus. Wenn die Handflächen nicht zusammenkommen wollen, kannst du auch versuchen, mit den Fingern der unteren Hand den Daumen der oberen Hand zu greifen.

Entknote dich in umgekehrter Reihenfolge.

Trainiere anschließend die andere Körperseite, indem du das linke Bein über das rechte wickelst und der linke Ellenbogen unter dem rechten verschränkt wird.

Halte die Position jeweils für einige Atemzüge. Wenn du mehr machen willst, senke deinen Oberkörper und bringe Knie und Ellenbogen zusammen.

Übrigens: Den Adler kannst du etwas eingeschränkt auch im Sitzen praktizieren.

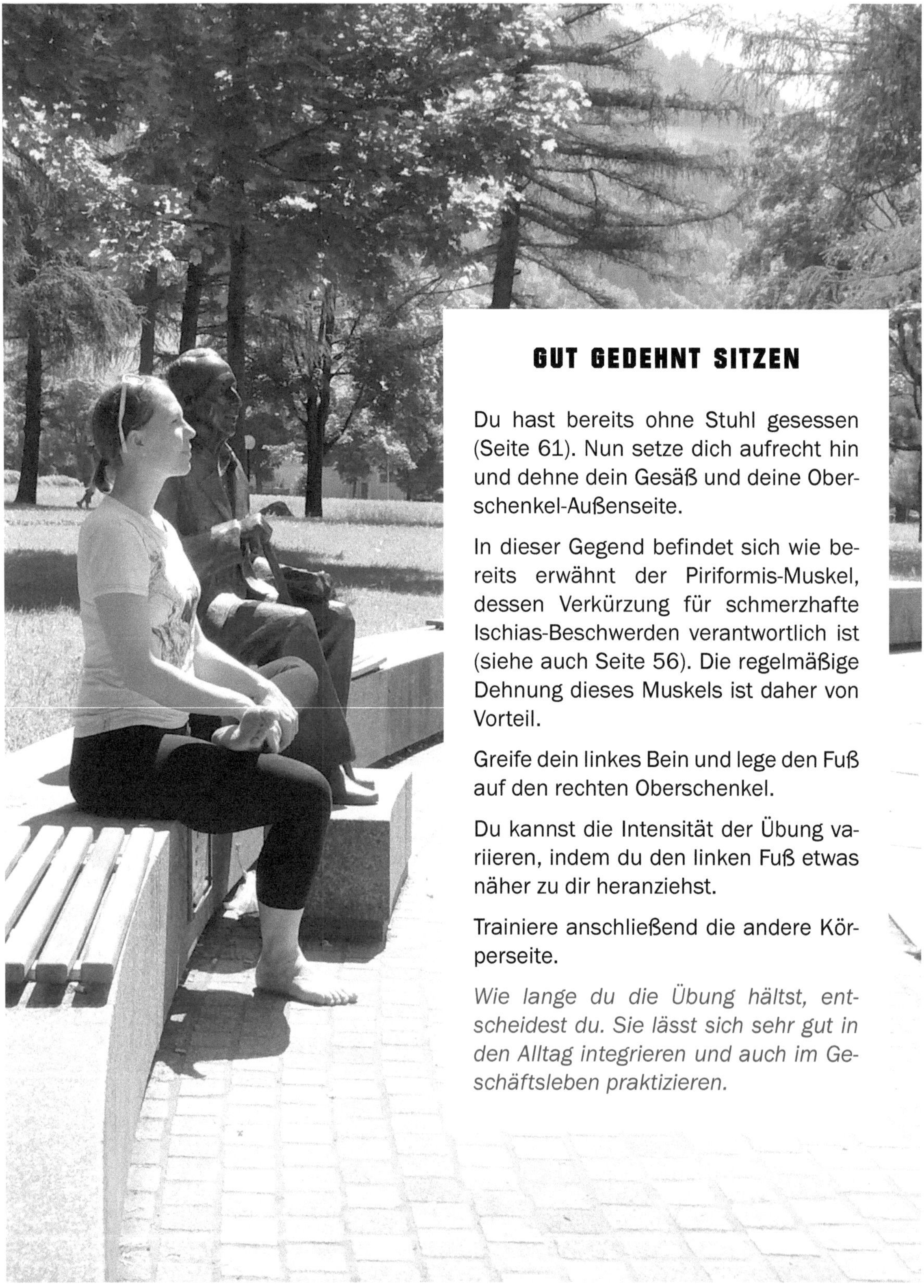

GUT GEDEHNT SITZEN

Du hast bereits ohne Stuhl gesessen (Seite 61). Nun setze dich aufrecht hin und dehne dein Gesäß und deine Oberschenkel-Außenseite.

In dieser Gegend befindet sich wie bereits erwähnt der Piriformis-Muskel, dessen Verkürzung für schmerzhafte Ischias-Beschwerden verantwortlich ist (siehe auch Seite 56). Die regelmäßige Dehnung dieses Muskels ist daher von Vorteil.

Greife dein linkes Bein und lege den Fuß auf den rechten Oberschenkel.

Du kannst die Intensität der Übung variieren, indem du den linken Fuß etwas näher zu dir heranziehst.

Trainiere anschließend die andere Körperseite.

Wie lange du die Übung hältst, entscheidest du. Sie lässt sich sehr gut in den Alltag integrieren und auch im Geschäftsleben praktizieren.

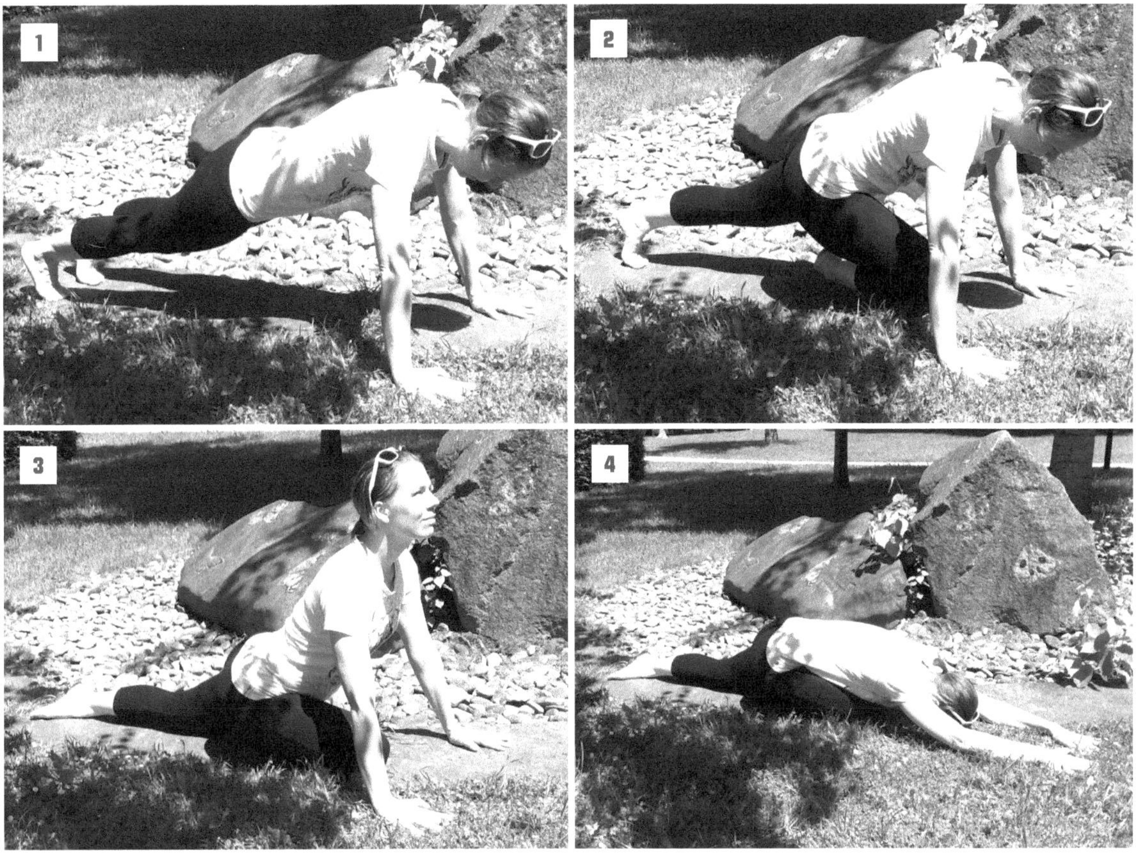

ELEGANT WIE EINE TAUBE

Bringe dich nun so elegant zu Boden wie eine „Taube“. Als Nebeneffekt dehnst du deine Oberschenkel-Außenseiten und entspannst ganz herrlich deinen Rücken.

Komme in den Liegestütz: Die Fersen ziehen nach hinten, der Rücken ist gerade, die Hände sind unter den Schultern (Bild 1).

Ziehe dein rechtes Bein nach vorne (Bild 2) und lege es ab, die rechte Ferse ist dabei unter der linken Leiste, dann drückt sich die Ferse nicht ins Schambein.

Richte dich kraftvoll nach oben hin auf (Bild 3).

Gehe nun mit dem Oberkörper nach vorne und senke langsam deinen Kopf. Die Arme streckst du weit von dir (Bild 4).

Wiederhole die Übung dann für die andere Seite, indem das linke Bein nach vorne kommt.

Atme ruhig in dieser Position und fühle, wie du dich entspannst und deine Muskeln gedehnt werden.

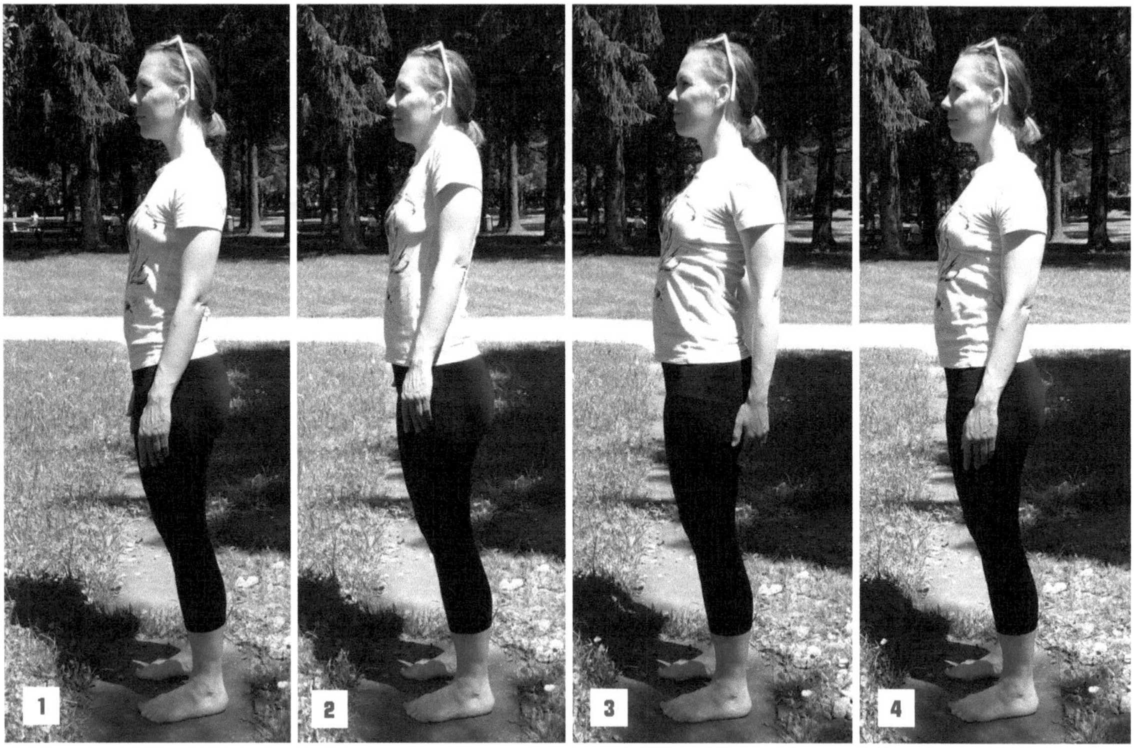

HERZGEÖFFNET AUFRECHT STEHEN

Aufrecht stehen hört sich einfach an, aber wie geht es eigentlich? Die folgende Übung hilft dir dabei, rasch eine gute, herzgeöffnete aufrechte Haltung einzunehmen, die dich außerdem im Nacken- und Schulterbereich lockert.

Stelle dich hin, die Füße sind etwa hüftbreit (Bild 1).

Ziehe die Schultern, so weit es geht, nach oben und halte diese Position für ein paar Sekunden (Bild 2).

Bringe die Schulterblätter wie Engelsflügel hinten zusammen und halte die Position ebenfalls für ein paar Sekunden (Bild 3).

Lasse die Schultern anschließend wieder nach unten sinken und spüre, wie sehr sich deine jetzige Haltung von der Anfangshaltung unterscheidet (Bild 4).

Diese kurze, aber sehr effektive Übung ist bestens dafür geeignet, Nackenverspannungen zu lösen. Du kannst sie überall und immer dann durchführen, wenn dir danach ist und du deinem Herzen etwas Gutes tun willst.

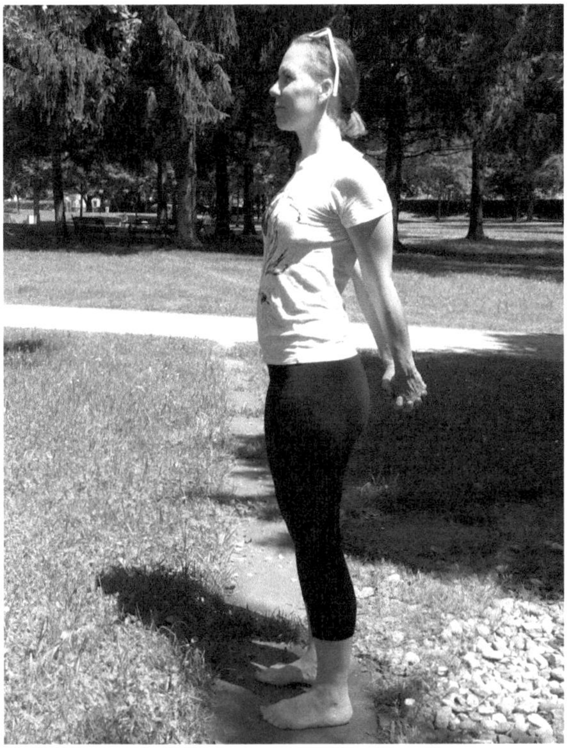 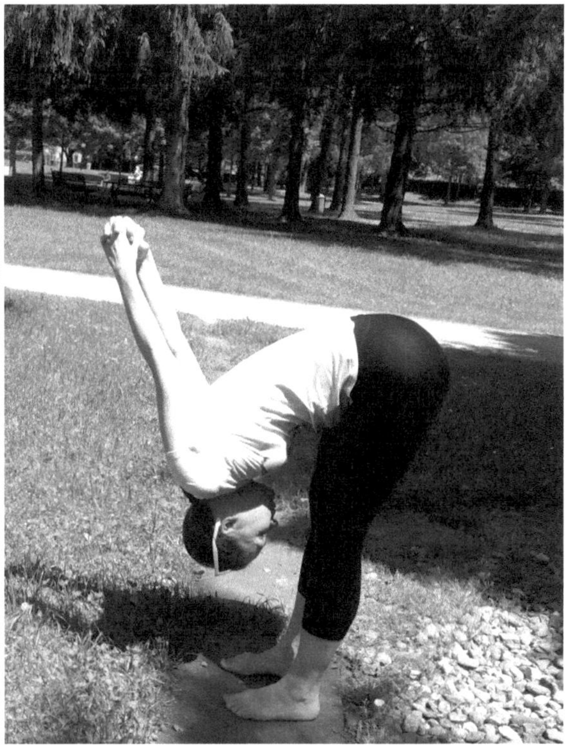

SCHULTERDEHNUNG FÜR PC-MÄUSE

Sitzt du auch viel hinter dem Schreibtisch, die Arme und Schultern nach vorne gerichtet? Gönne deinen Schultern flexible Abwechslung und bringe sie in eine vollkommen ungewohnte Position.

Stelle dich zunächst aufrecht hin, am besten aus der Schlusshaltung der vorherigen Übung heraus.

Greife nun die Hände hinter dem Rücken und strecke die Brust nach vorne, um dich zu öffnen (Bild 1).

Beuge dich dann nach vorne und bringe die Arme über den Kopf nach oben (Bild 2).

Halte die Position, so lange sie angenehm für dich ist. Du kannst mit den Armen auch ein wenig nach vorne und hinten schaukeln. Komme langsam wieder nach oben und achte darauf, dass sich den Kreislauf umstellen kann. Spürst du nun einen Unterschied in deinem Schulterbereich?

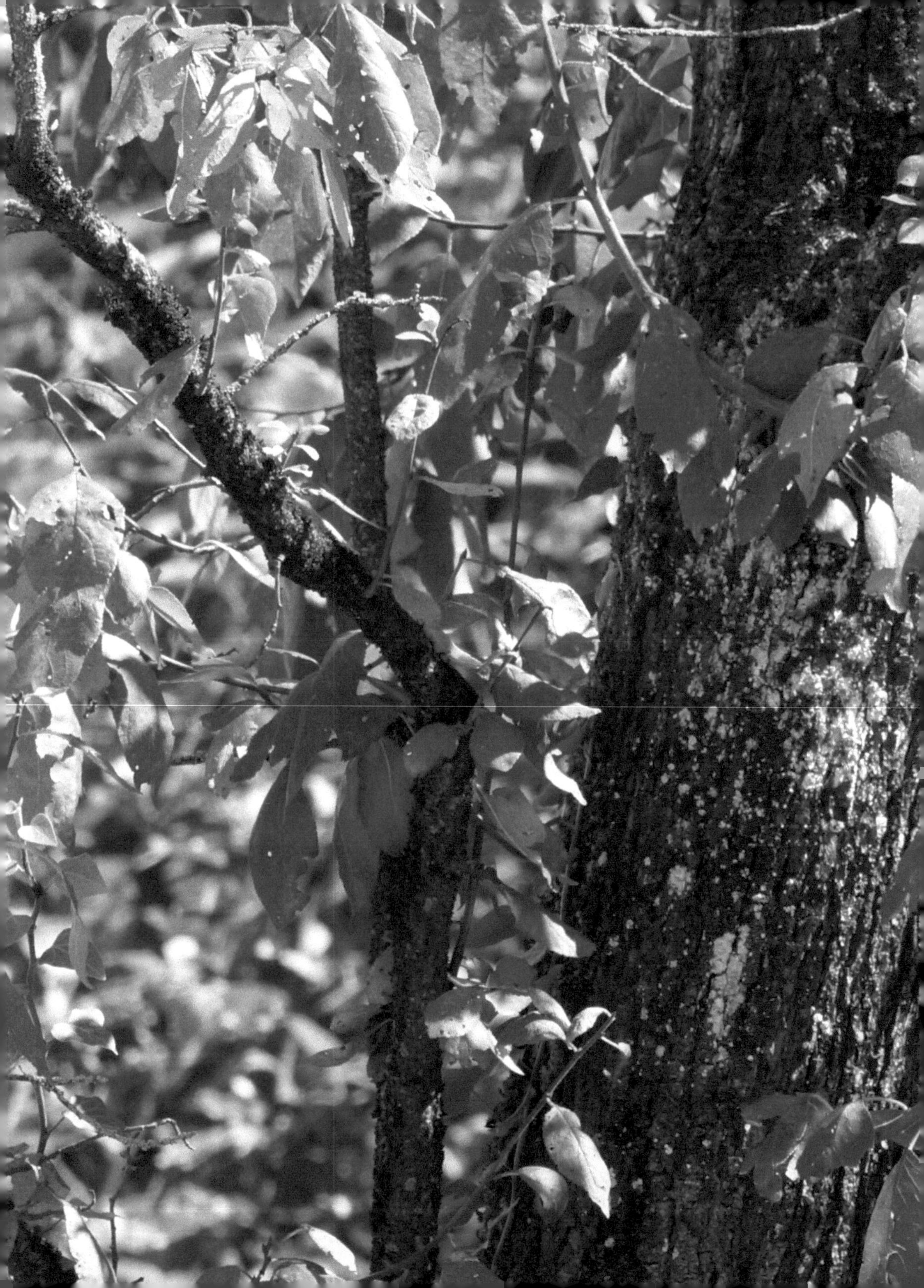

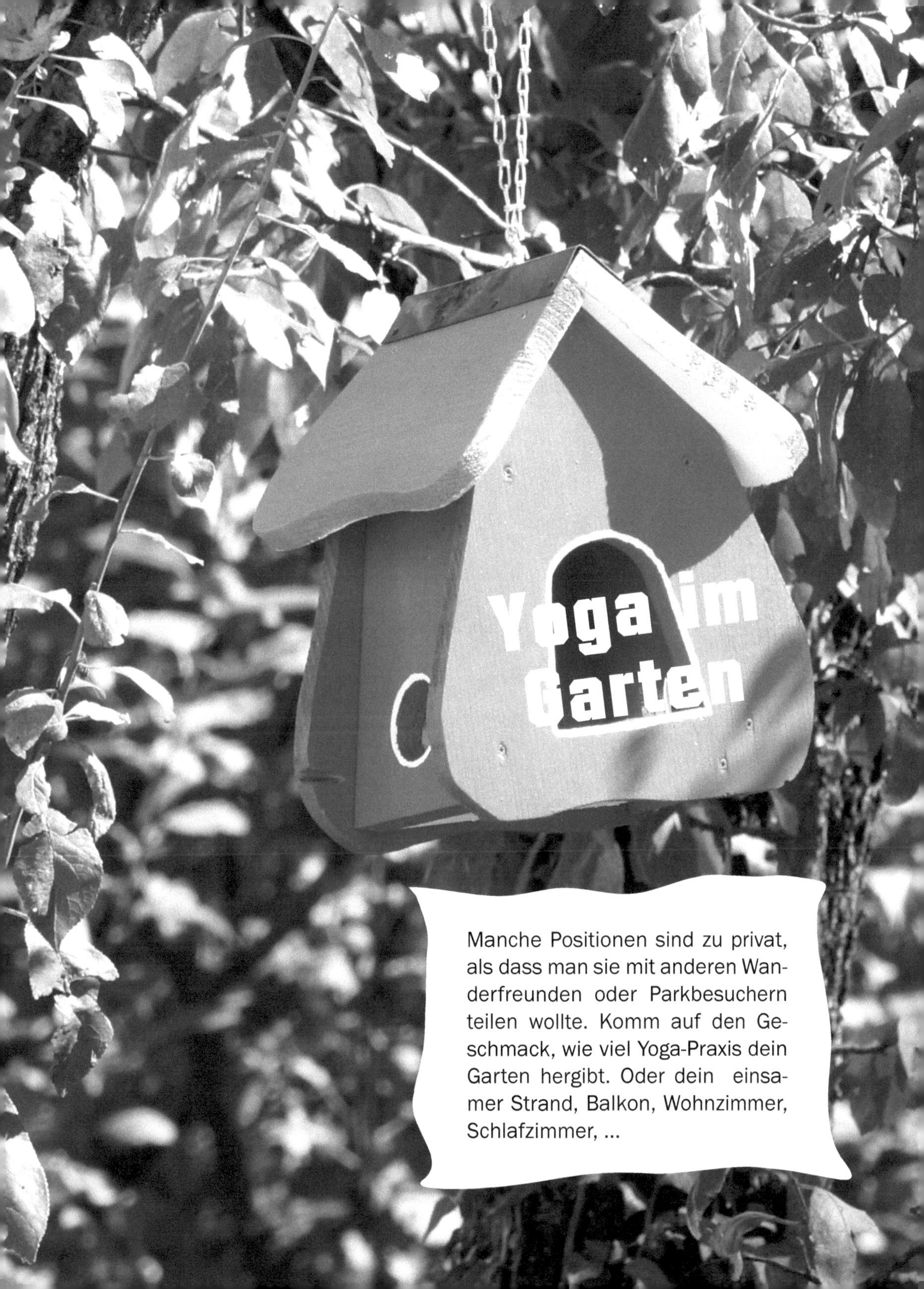

Manche Positionen sind zu privat, als dass man sie mit anderen Wanderfreunden oder Parkbesuchern teilen wollte. Komm auf den Geschmack, wie viel Yoga-Praxis dein Garten hergibt. Oder dein einsamer Strand, Balkon, Wohnzimmer, Schlafzimmer, ...

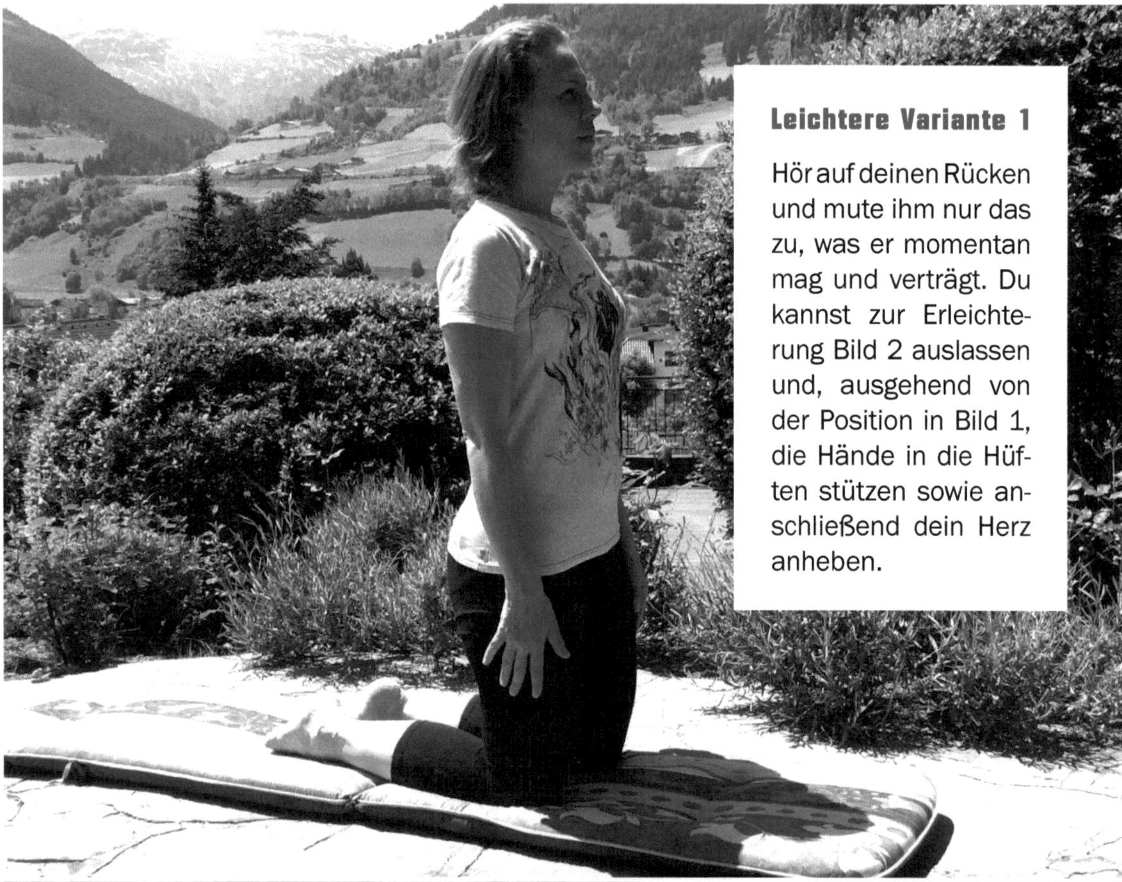

Leichtere Variante 1

Hör auf deinen Rücken und mute ihm nur das zu, was er momentan mag und verträgt. Du kannst zur Erleichterung Bild 2 auslassen und, ausgehend von der Position in Bild 1, die Hände in die Hüften stützen sowie anschließend dein Herz anheben.

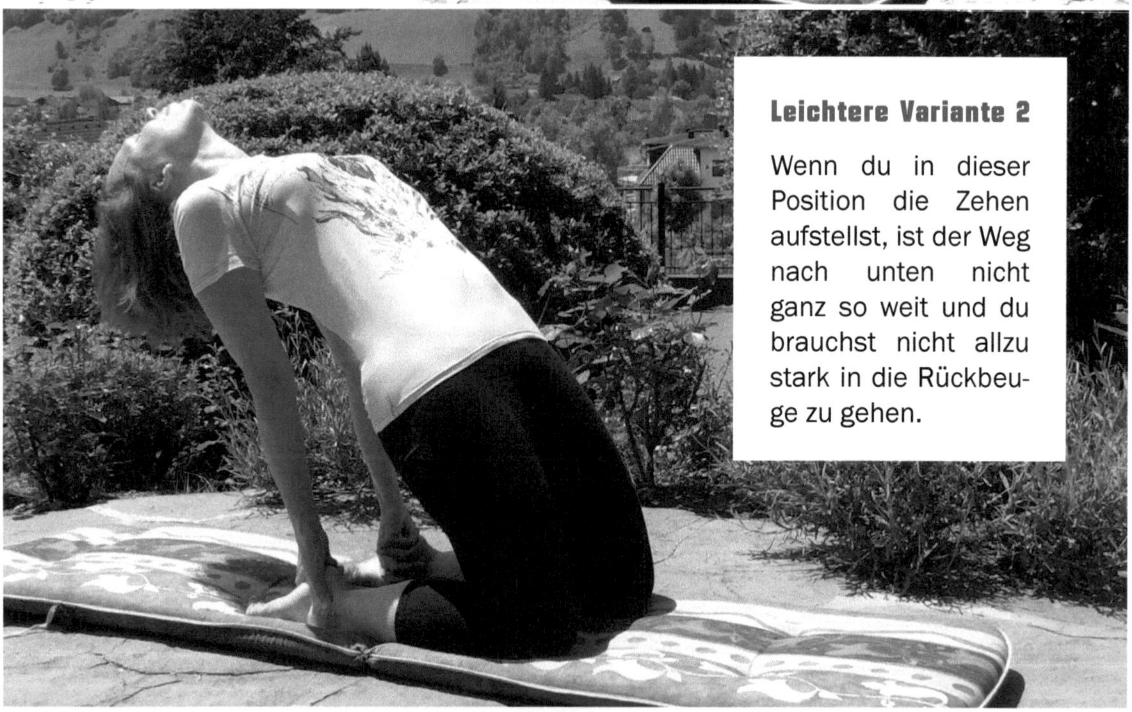

Leichtere Variante 2

Wenn du in dieser Position die Zehen aufstellst, ist der Weg nach unten nicht ganz so weit und du brauchst nicht allzu stark in die Rückbeuge zu gehen.

FÜR DEN LANGEN ATEM: DAS KAMEL

Suche dir einen weichen Untergrund und probiere, ob dir das „Kamel“ zusagt. Du kannst in dieser Übung deine Lungenkapazität fördern und den Blutkreislauf anregen. Oberschenkel, Rücken, Herz, Leistenbereich – all das wird durch das Kamel gedehnt und gestärkt.

Mit einem Wort: Mit dem Kamel als Begleiter bekommst auch du Langstrecken-Ausdauer – und das ganz elegant.

Es gibt bei dieser Übung allerdings einen kleinen Haken: Das Kamel erfordert nämlich recht viel Vertrauen in das, was hinter bzw. unter dir passiert, und Gespür für die Länge deiner Arme. Gut trainierte Bauchmuskeln helfen dir dabei, die finale Stellung im Zeitlupentempo einzunehmen und dich bequem einzurichten.

Gehe auf die Knie und nimm eine aufrechte Position ein (Bild 1).

Beuge dich nun langsam nach hinten und stütze dich zuerst auf die rechte, dann auf die linke Ferse.

Sobald du dich stabil eingerichtet hast, neige den Kopf vorsichtig nach hinten. Deine gesamte Vorderseite ist nun gestreckt.

Um aus der Position zu kommen, gehst du die Schritte rückwärts: Löse zuerst die Hand der linken Ferse und stoße dich dann mit der rechten Hand von der rechten Ferse ab. Erlaube deinem Kreislauf, ein wenig Zeit zu brauchen, bis er wieder im normalen Modus ankommt.

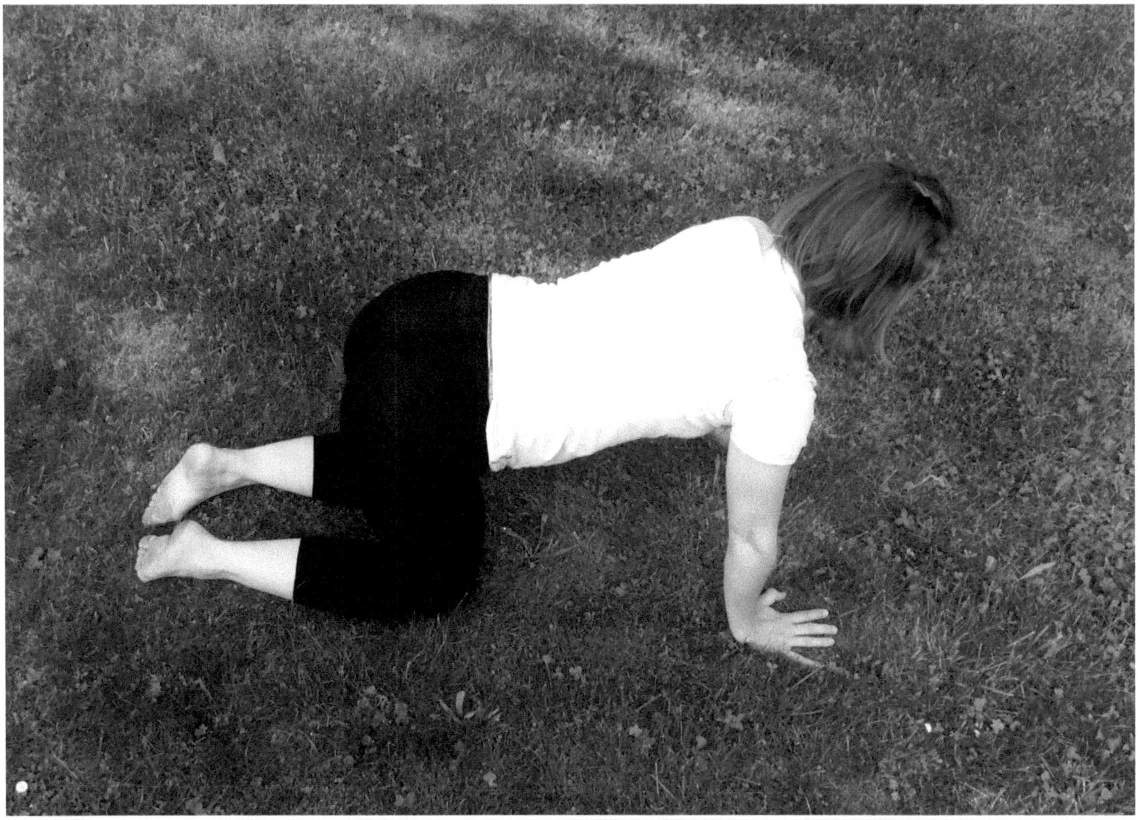

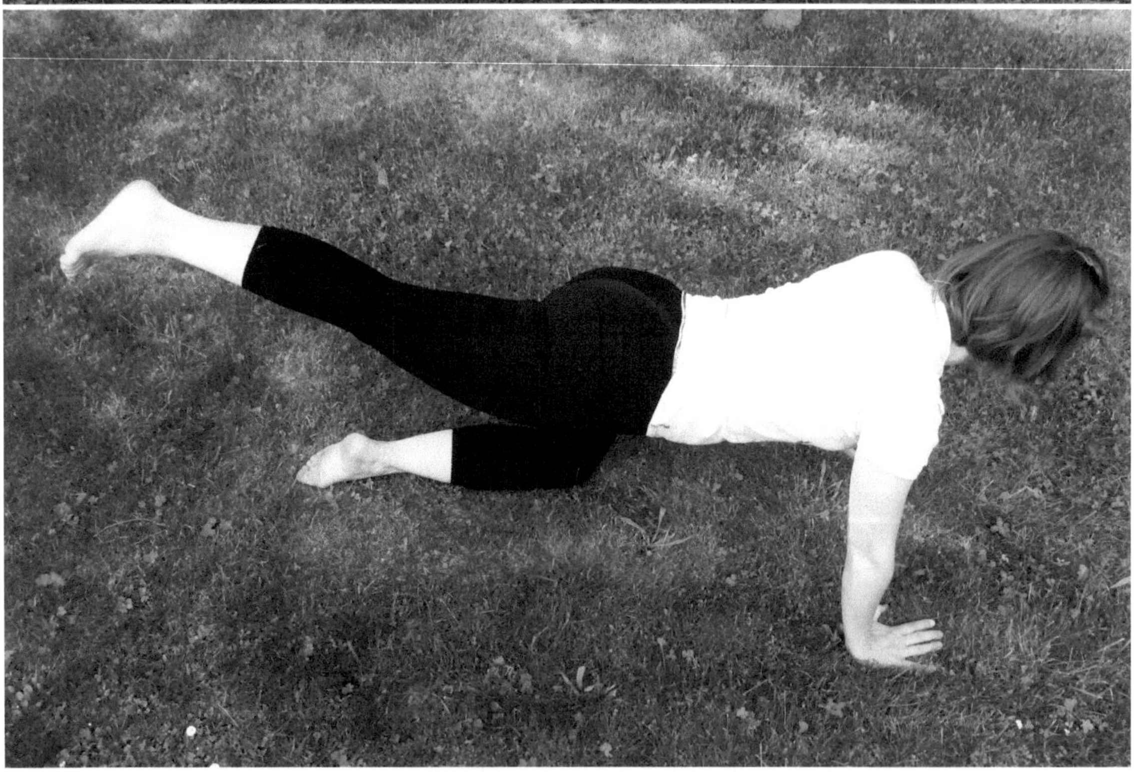

KLEINER LIEGESTÜTZ AUS DER KNIEWAAGE FÜR ZWISCHENDURCH

Abgespeckte Liegestützen kräftigen deinen gesamten Oberkörper sowie insbesondere die Arme. Du kannst sie in zwei Positionen durchführen und so die Intensität steigern. Die Anzahl der Wiederholungen lassen sich für Fleißige kontinuierlich steigern.

Suche dir einen weichen Untergrund.

Gehe in den Vierfüßlerstand (Bild 1). Beuge dann die Arme und stemme dich wieder nach oben. Der Bauch ist dabei fest angespannt.

Als Alternative gehst du in den Vierfüßlerstand und hebst das rechte Bein waagerecht an (Bild 2). Beuge dann die Arme und stemme dich wieder nach oben.

Noch schwieriger wird es, wenn du das am Boden befindliche Bein ausstreckst und nur auf den Zehen stehst.

Achte darauf, dass deine Bewegungen stets kontrolliert sind und dein Rücken gerade bleibt.

Wenn du einbeinig geübt hast, wechsle das Bein, sodass du beim nächsten Durchgang mit dem rechten Fuß am Boden aufliegst und das linke Bein streckst.

Tipp für unterwegs: Kleine Liegestützen kannst du auch im Stehen durchführen. Suche dir eine Wand und wähle einen armlangen Abstand. Positioniere die Hände auf Schulterhöhe flach auf der Wand und lasse dich langsam nach vorne sinken. Drück dich danach wieder zurück.

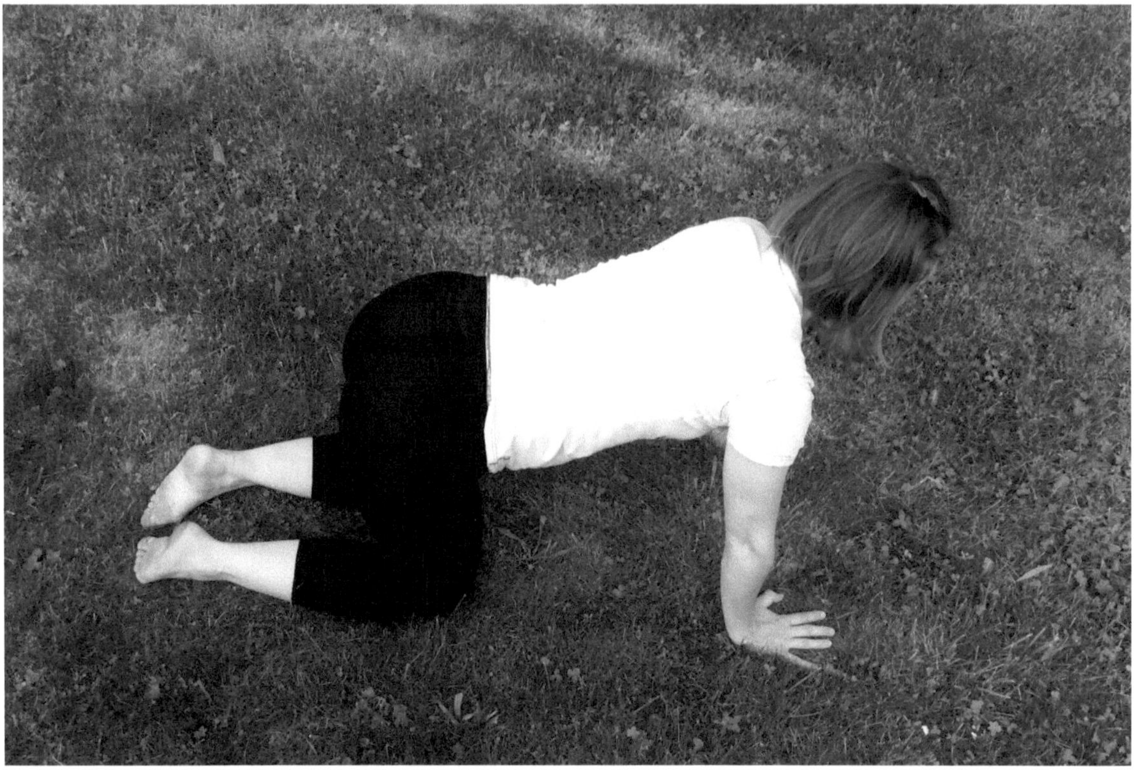
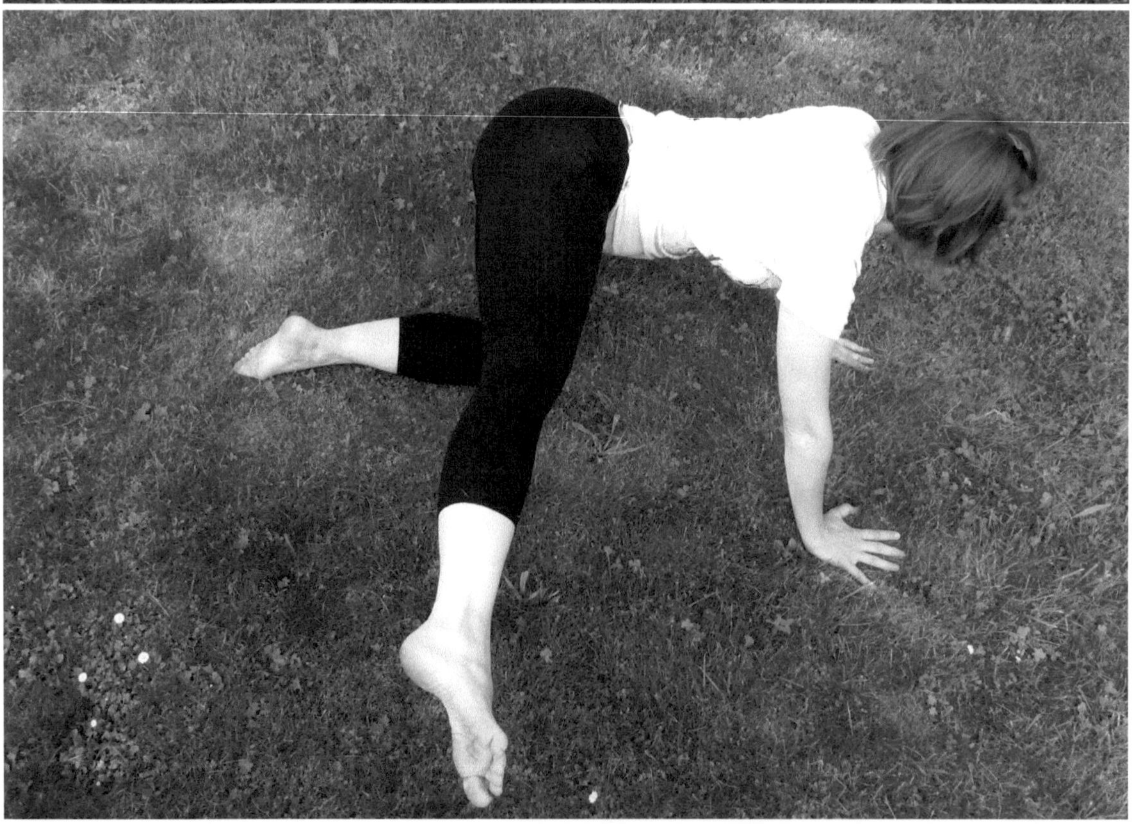

LANGE BEINE WIE DIE ZEIGER EINER UHR

Nun darfst du deinen Hüften wirkungsvolle Mobilisation schenken. Deine beiden Hüftgelenke wollen regelmäßig geschmiert sein, damit sie lebenslang halten.

Probiere doch einfach einmal die folgende Variante aus, bei der du deine Beine wie die Zeiger einer Uhr bewegst.

Gehe in den Vierfüßlerstand (Bild 1).

Strecke das rechte Bein wie bei der Kniewaage aus (Seite 77 Bild 2).

Bringe es nun ausgestreckt „eine Viertelstunde" seitwärts nach vorne und halte die Position ein paar Atemzüge lang (Bild 2).

Bewege das Bein wieder zurück auf 6 Uhr und wiederhole die Bewegung einige Male. So schmierst du dein Hüftgelenk, kräftigst Oberschenkel-Außenseite und schräge Bauchmuskeln und förderst die Blutzirkulation.

Wiederhole die Übung anschließend für die andere Körperseite, indem du das rechte Bein abstellst und das linke anhebst.

Wenn du auch noch eine vertikale Komponente einbauen möchtest, so tippe zum Anfang und Ende der Übung jeweils mit der Zehenspitze des Zeigerbeines kurz auf den Boden.

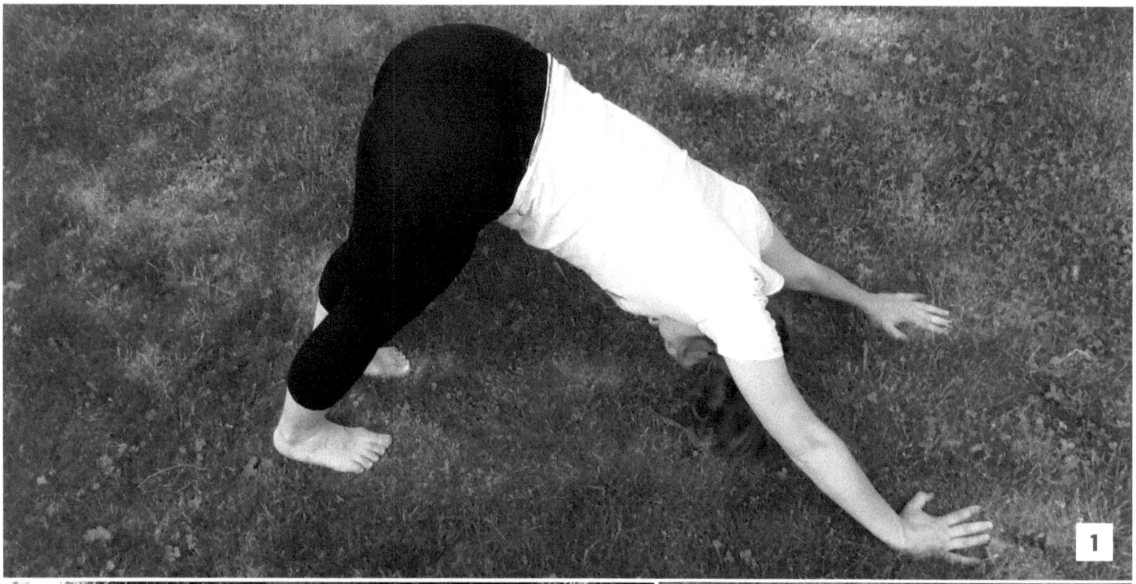

1

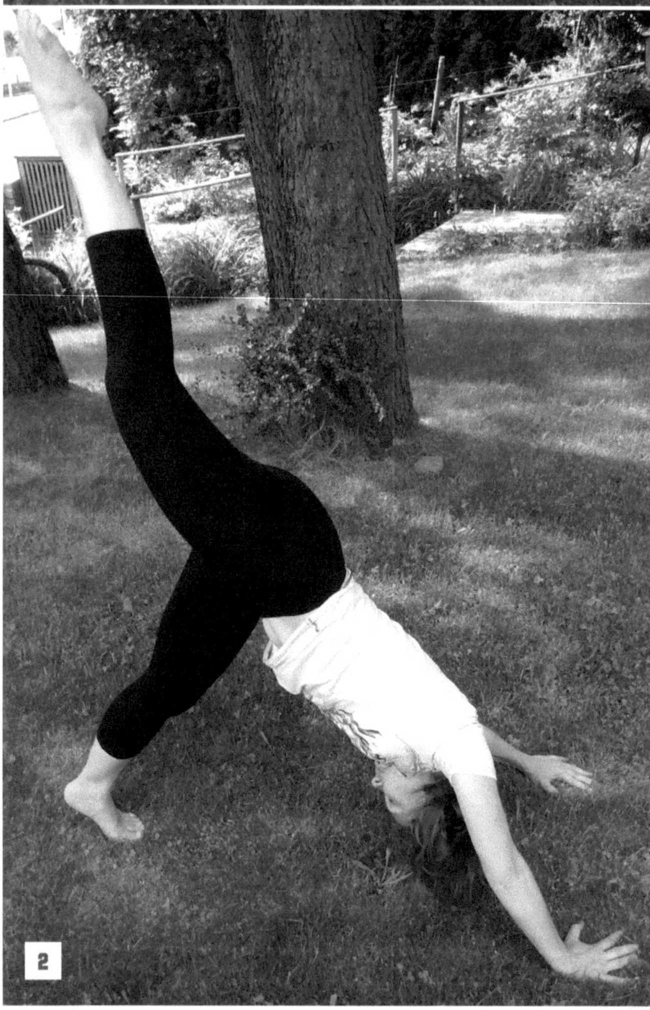

2

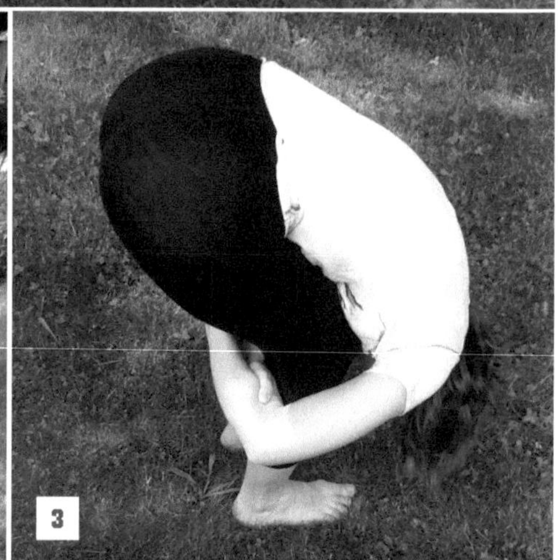

3

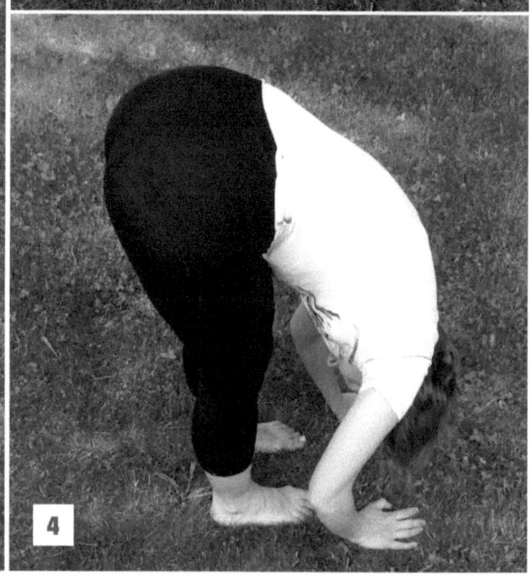

4

DREIBEINIG STRECKEN UND VORWÄRTS BEUGEN

Den „abschauenden Hund“ (Bild 1) kannst du gar nicht oft genug praktizieren. Wie wäre es außerdem mit dem „dreibeinigen Hund“ (Bild 2)? Du kennst das vielleicht vom Gassigehen, nur bleibt hier alles trocken.

Der Übergang vom abschauenden in den dreibeinigen Hund gelingt dir fließend: Strecke einfach das rechte Bein so weit wie möglich nach oben und mache dich unendlich lang. Achtung, dein Shirt wird dabei rutschen.

Als Variante kannst du mit den Händen noch näher zum Standbein rücken.

Wenn du deine maximale Ausdehnung erreicht hast, führe das Bein wieder langsam in Richtung Boden. Beruhige dich im abschauenden Hund und übe anschließend mit dem linken Bein in Richtung Himmel.

Komme wieder in den abschauenden Hund zurück.

Gehe dann zwei oder mehr Schritte nach vorne, beuge leicht die Knie und lege dich mit dem Oberkörper auf deine Oberschenkel ab. Fasse die Unterarme hinter den Waden und drücke deinen Rumpf, so fest es geht, auf die Oberschenkel (Bild 3).

Wenn du möchtest, beuge dich komplett nach unten (Bild 4). Es macht nichts, wenn du mit den Händen nicht ganz bis zum Boden greifen kannst. Genieße einfach das entspannende Gefühl, den schweren Kopf hängen lassen zu können.

Für den dreibeinigen Hund und die Vorwärtsbeuge solltest du wirklich gut aufgewärmt sein. Akzeptiere auch, dass du an manchen Tagen beweglicher bist als an anderen.

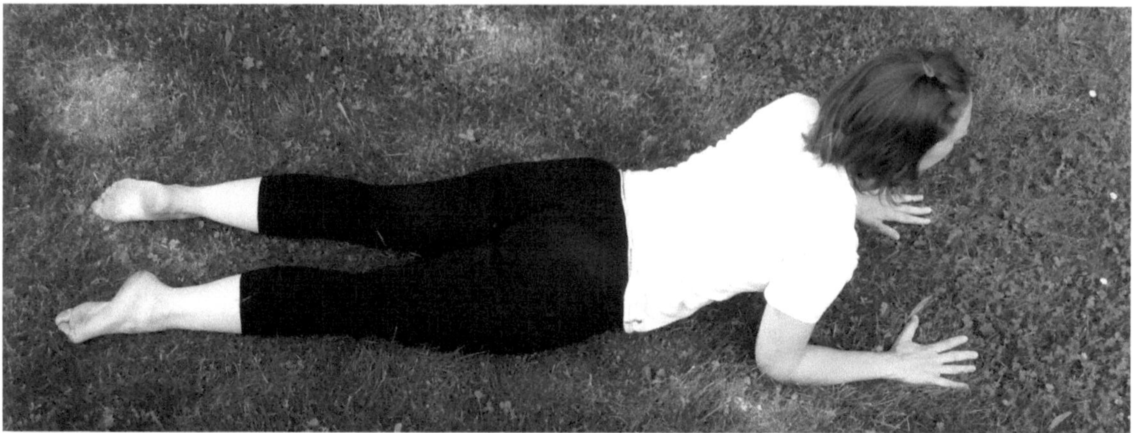

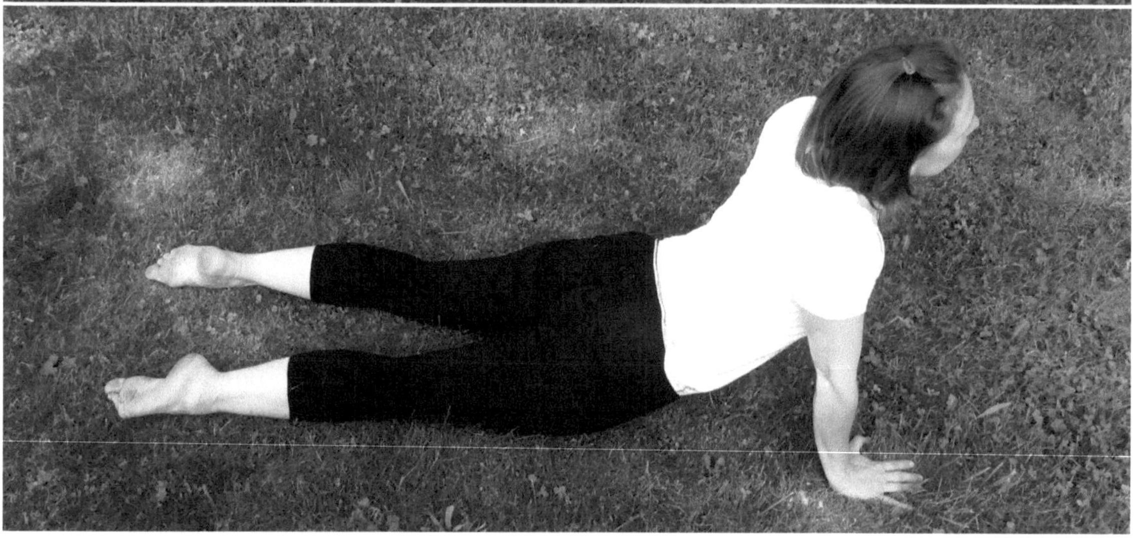

KOBRA UND AUFSCHAUENDER HUND STÄRKEN DEN RÜCKEN

Für die „Kobra" legst du dich auf den Bauch und winkelst die Unterarme wie gezeigt an (Bild 1). Halte dich nun durch die Kraft deines Rückens oben, der Blick geht nach vorne. Teste, ob deine Rückenkraft so stark ist, dass du die Handflächen anheben und die Hände schweben lassen kannst.

Für den „aufschauenden Hund" streckst du beide Arme durch und stemmst dich aktiv nach oben (Bild 2). Pass dabei auf deinen unteren Rücken auf und rolle das Becken ein, um ihn zu schützen. Rolle außerdem die Schultern aktiv nach hinten, während du den Brustkorb nach vorne wölbst.

Die Übung wird deutlich fordernder, wenn nur noch die Fußrücken am Boden aufliegen. Bauch und Po sind dann superfest.

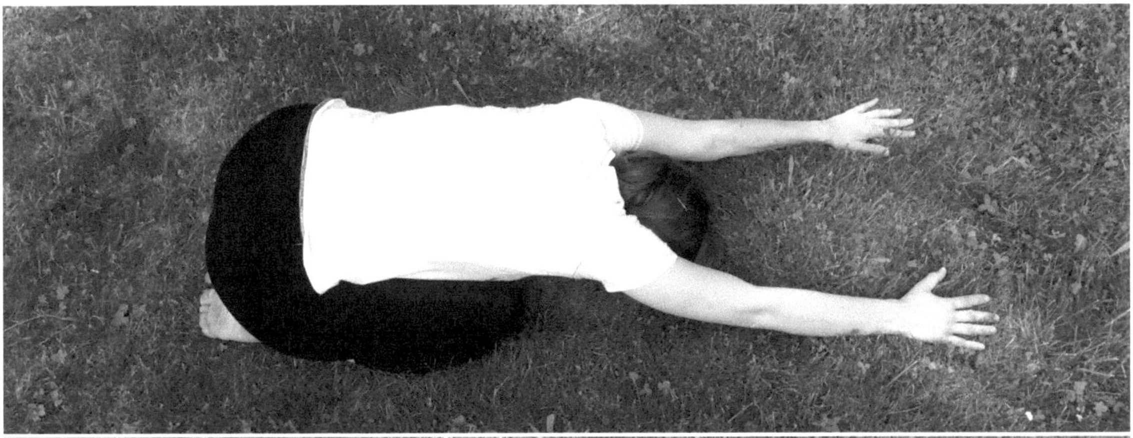

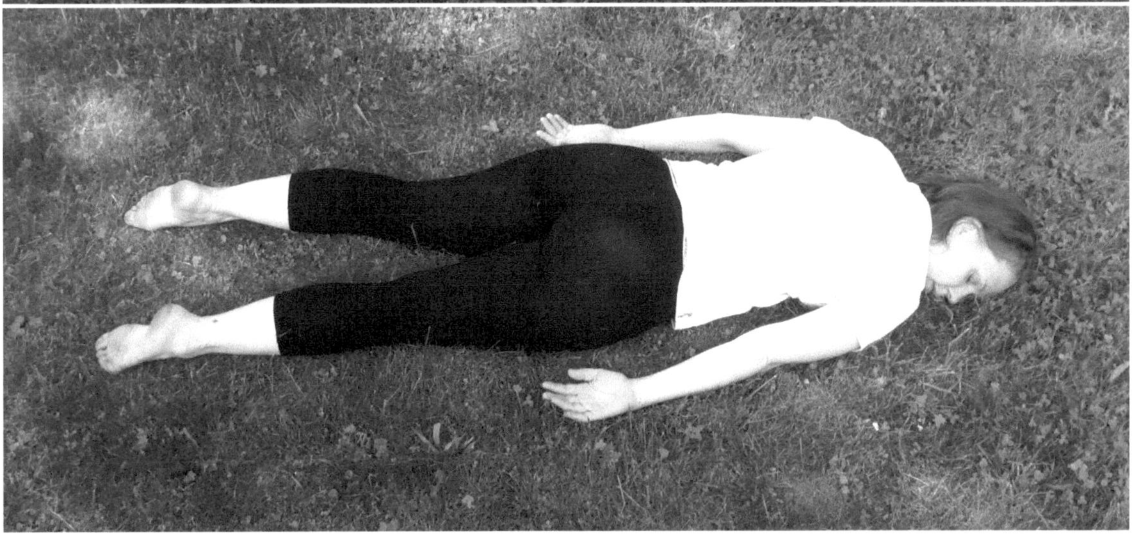

LIEGENDE ENTSPANNUNG FÜR RÜCKEN UND NACKEN

Vielleicht möchtest du nach „Kobra“ und „aufschauendem Hund“ in die „Kindeshaltung“ (Bild 1) gehen. Oder du probierst eine weitere Entspannungshaltung aus, die du auch daheim im Bett oder auf dem Teppichboden ausführen kannst.

Lege dich dazu auf den Bauch, die Arme befinden sich ausgestreckt neben dem Körper, die Handflächen zeigen nach oben. Drehe nun den Kopf nach rechts und führe das Kinn leicht in Richtung Brustbein. So kommt dein linkes Ohr flach auf dem Boden zu liegen und du merkst, wie sich dein Nacken nach und nach entspannt (Bild 2).

Wechsle anschließend die Seite, sodass dein rechtes Ohr auf dem Boden liegt.

Nimm dir ausreichend Zeit, um in dieser Stellung Entspannung zu genießen. Vor allem, wenn sich die Dehnung zunächst unangenehm anfühlt.

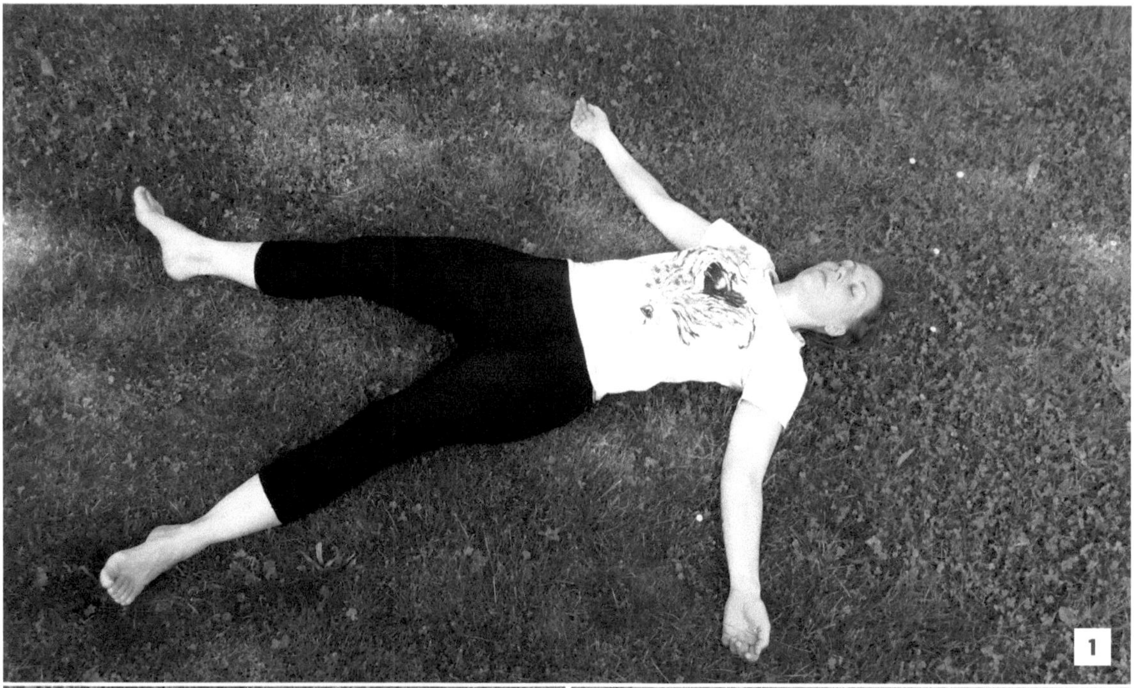
1

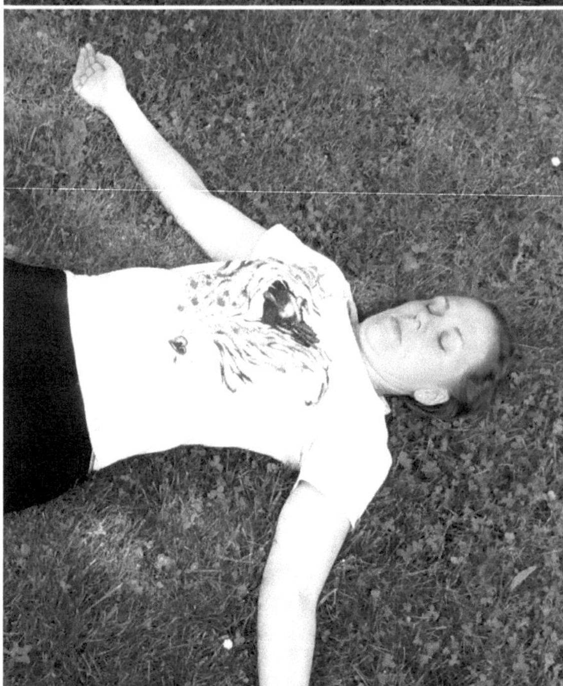
2

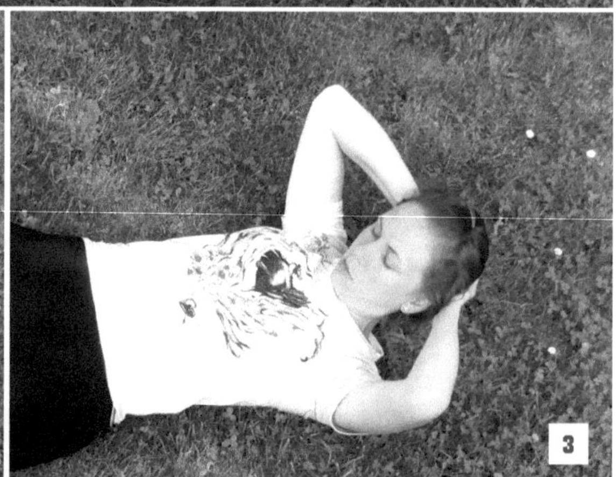
3

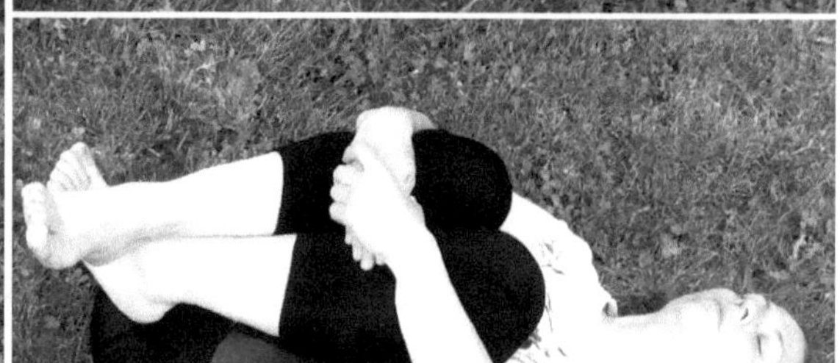
4

ANGENEHME TIEFENENTSPANNUNG ZUM GUTEN SCHLUSS

Ziel deiner Yoga-Übungen sollte eine angenehme Tiefenentspannung sein, bei der du vollkommen losgelöst in den Boden sinkst und alles um dich herum vergisst.

Du kannst hierfür die vorgeschlagene Position einnehmen, in der du wie ein Hampelmann aussiehst. Die Handflächen weisen nach oben. (Bild 1)

Vielleicht möchtest du, bevor du endgültig liegen bleibst, noch das Kinn zur Brust bringen und dann den Kopf loslassen (Bild 2).

Oder du willst den Kopf mit beiden Händen anheben und ihn ganz bewusst wieder zu Boden geleiten (Bild 3).

Eventuell möchtest du auch nochmals gemütlich von Seite zu Seite schaukeln und die Beine dabei zur Brust ziehen (Bild 4).

Wie auch immer du dich am wohlsten fühlst: Bringe dich in eine Position, in der du von unten nach oben alle deine Gliedmaßen und Organe entspannst. Reise dabei durch deinen Körper und verinnerliche das Vorhaben, ganz einfach loszulassen.

Sobald sich alles in dir entspannt hat, wirst du merken, dass du deutlich schwerer bist als zuvor.

Die Tiefenentspannung solltest du einige Minuten genießen. Es ist möglich, dass du dabei einschläfst. Achte darauf, dass du in dieser Zeit nicht auskühlst, indem du dir eventuell zuvor etwas anziehst oder drüberlegst.

Um dich wieder zu reaktivieren, streckst du dich weit, gähnst und rekelst dich ganz bewusst. Atme tief und aktiv und komme wieder zu vollem Bewusstsein. Diese Art des positiven Sich-selbst-Erweckens kann auch morgens beim Aufstehen hilfreich sein.

Yoga im Auto

... im Zug, im Flugzeug und überall dort, wo für anständige Übungen der Platz fehlt. Sei erfinderisch und lasse dich von den folgenden minimalistischen Varianten inspirieren.

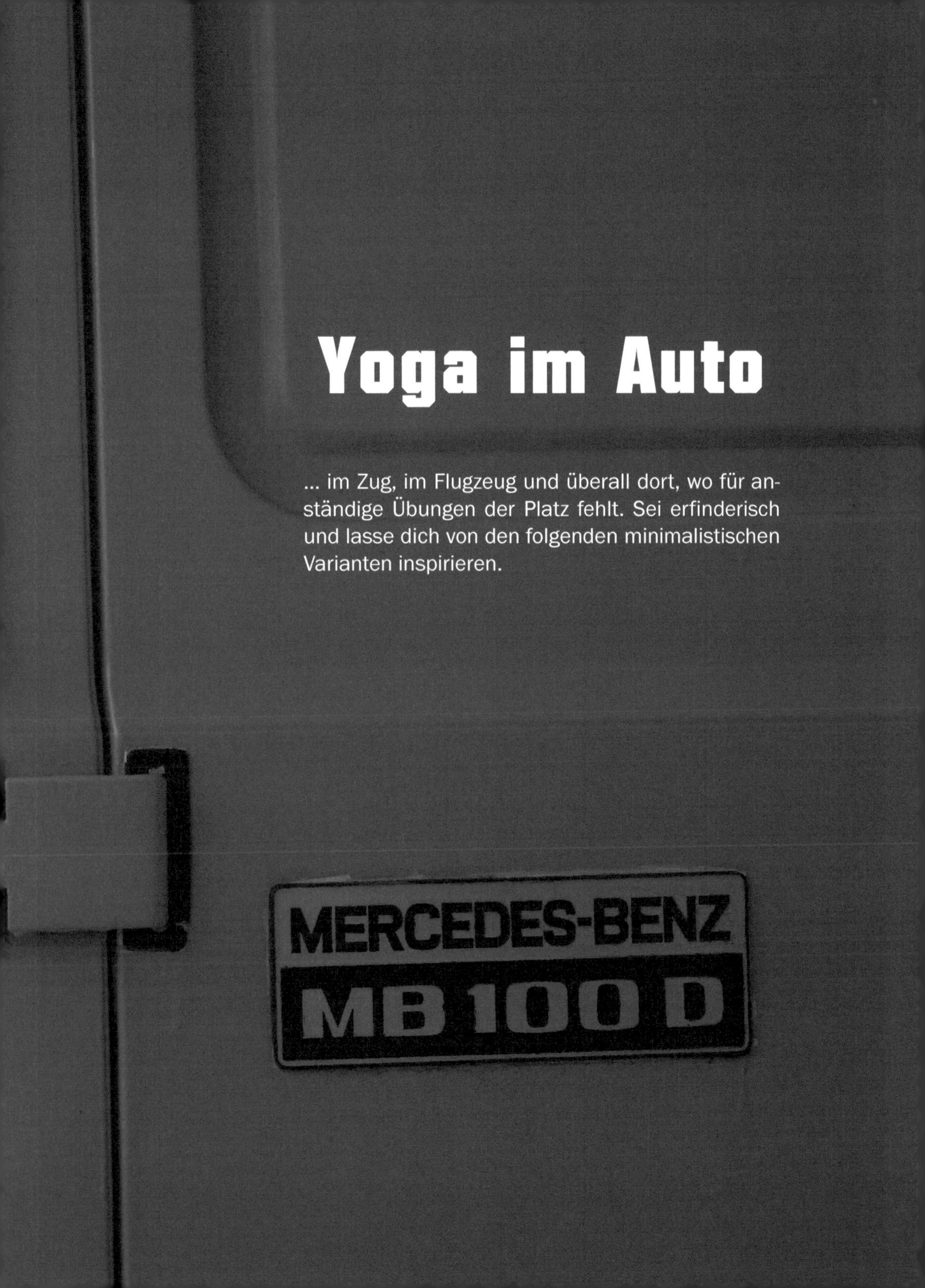

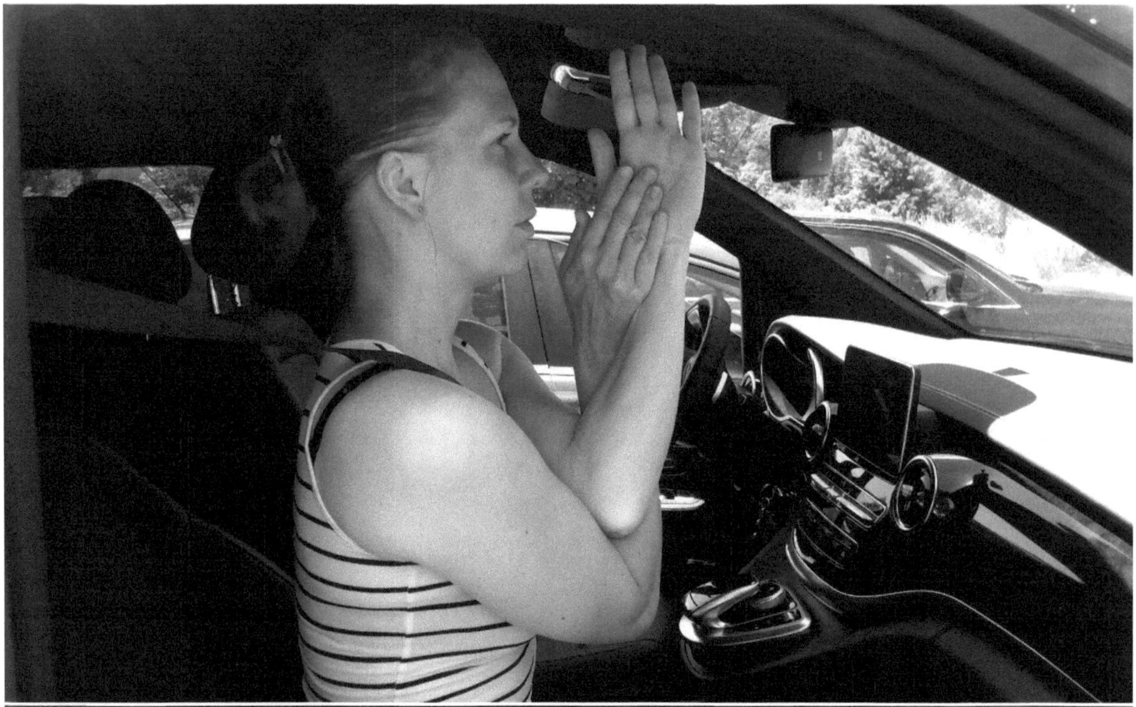

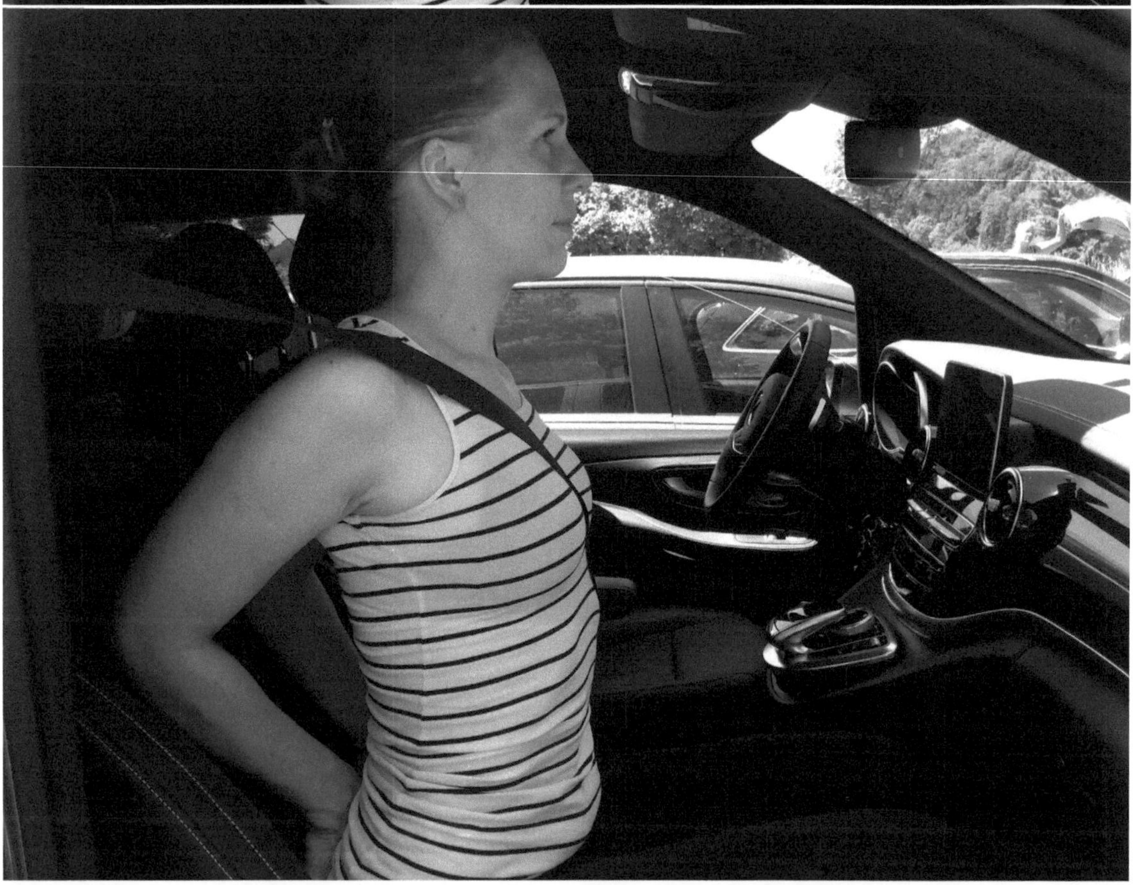

ARME VERSCHRAUBEN, WIRBELSÄULE MOBILISIEREN, NIEREN WÄRMEN

Längere Autofahrten – aber auch der Aufenthalt an engen Orten wie dem Flugzeug, der Bahn oder in anderweitig sitzender Position – können ziemlich belastend sein.

Damit es gar nicht erst zu schmerzhaften Verspannungen kommt, kannst du dir einige wirkungsvolle Yoga-Übungen merken, die du als Beifahrer jederzeit oder als Fahrer zumindest an der Ampel oder im Stau praktizieren kannst.

Auf Bild 1 siehst du „Adlerarme". Du kannst im Sitzen auch zu Adlerbeinen kommen und berücksichtigst für beide einfach die Beschreibung auf Seite 67 (führe die Übung beidseitig durch).

Wenn du das Gefühl hast, dass du – zum Beispiel durch das lange Festhalten des Lenkrades – gewissermaßen eingerostet bist, dann kann dir diese simple Übung dabei helfen, Arme und Nacken wieder in Gang zu bringen.

Auf Bild 2 siehst du eine Abwandlung der Übung von Seite 25. Bringe die Handflächen als Rückenstütze nach hinten und öffne deine Brust. So kannst du auch im Sitzen deine Wirbelsäule mobilisieren.

Die Wärme deiner Hände trifft auf eine wichtige Gegend deines Körpers, nämlich die Nieren. Du kannst daher zusätzlich zur Brustöffnung durch leichtes Reiben der Hände am Rücken deinen Nieren etwas wirklich Gutes tun und sie mit Körperwärme versorgen.

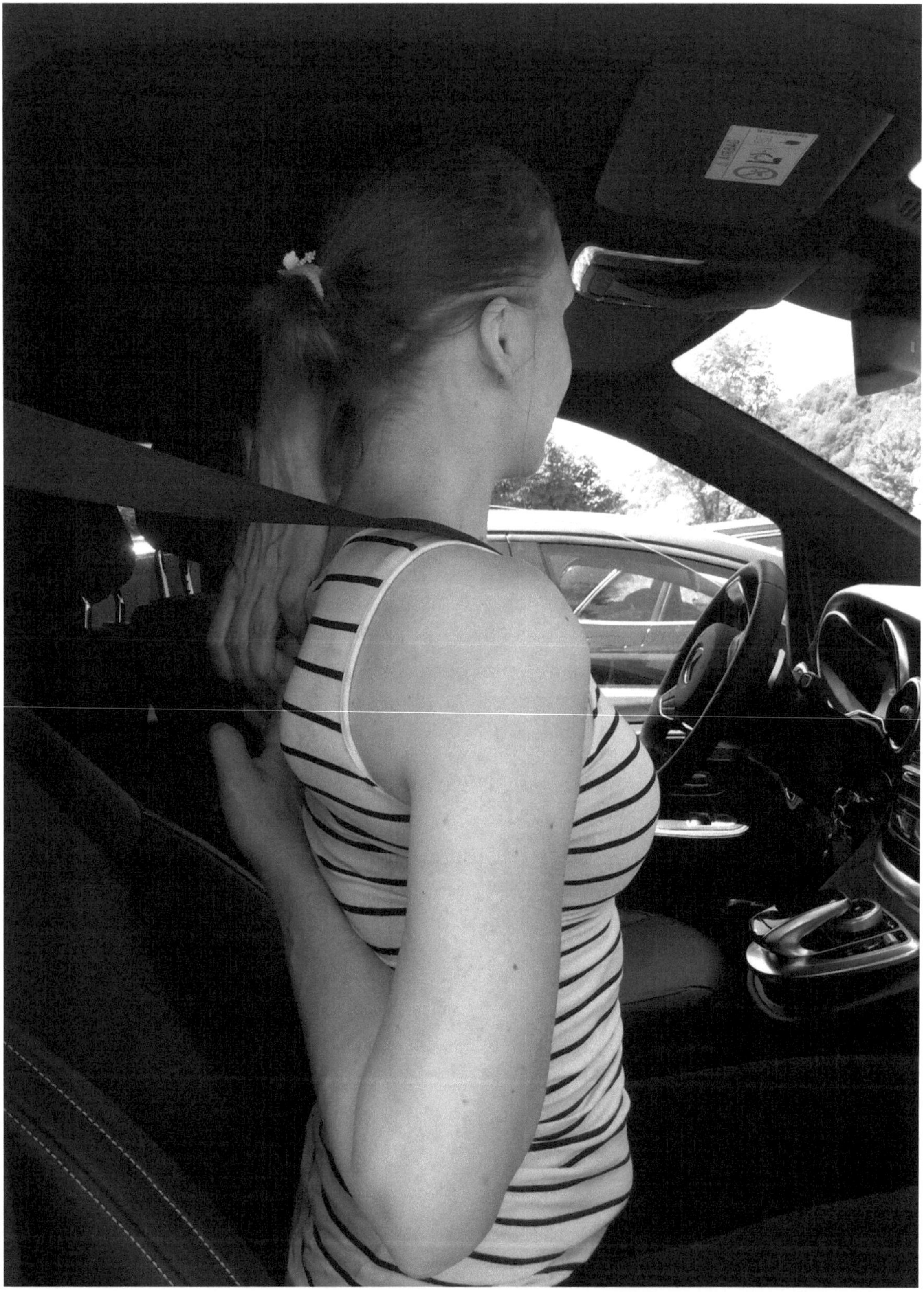

HINTERRÜCKS DIE OBERARME DEHNEN

Diese Übung probierst du am besten außerhalb des Autos zum ersten Mal aus. Sie dehnt exzellent deine Oberarme und ist gar nicht so leicht zu bewerkstelligen, wie sie aussieht.

Strecke zunächst den linken Arm nach oben und klappe ihn nach hinten, sodass die Hand hinter dem Kopf ist.

Hilf dann mit der rechten Hand etwas nach und bewege den linken Ellenbogen sanft nach unten.

Versuche nun, von unten mit der rechten Hand die linke Hand zu erreichen. Halte die Übung für einige Atemzüge. Löse sie dann langsam auf, indem du zuerst die Hände voneinander löst und anschließend die Arme wieder in ihre normale Position bringst.

Probiere anschließend die andere Körperseite aus, indem du den rechten Arm hebst, ihn hinter den Kopf klappst und dem rechten Ellenbogen mit links etwas nachhilfst. Kannst du die rechte Hand ebenso erreichen wie zuvor die linke oder fällt dir eine Seite deutlich leichter als die andere?

Wir haben meist bevorzugte Haltungen, die über die Jahrzehnte ihre Spuren in unserer Gelenkigkeit hinterlassen haben. Durch regelmäßige Übungen kannst du Fehlhaltungen neutralisieren und verkürzte Muskeln in der Weise dehnen, dass sie wieder ihre ursprünglich erdachten Funktionen für dich durchführen.

Solltest sich deine Finger nicht berühren können, so kannst du von der oberen Hand einen Schal oder Ähnliches herunterhängen lassen. Greife das untere Schalende mit der unteren Hand und wandere nun am Schal entlang mit der unteren Hand nach oben.

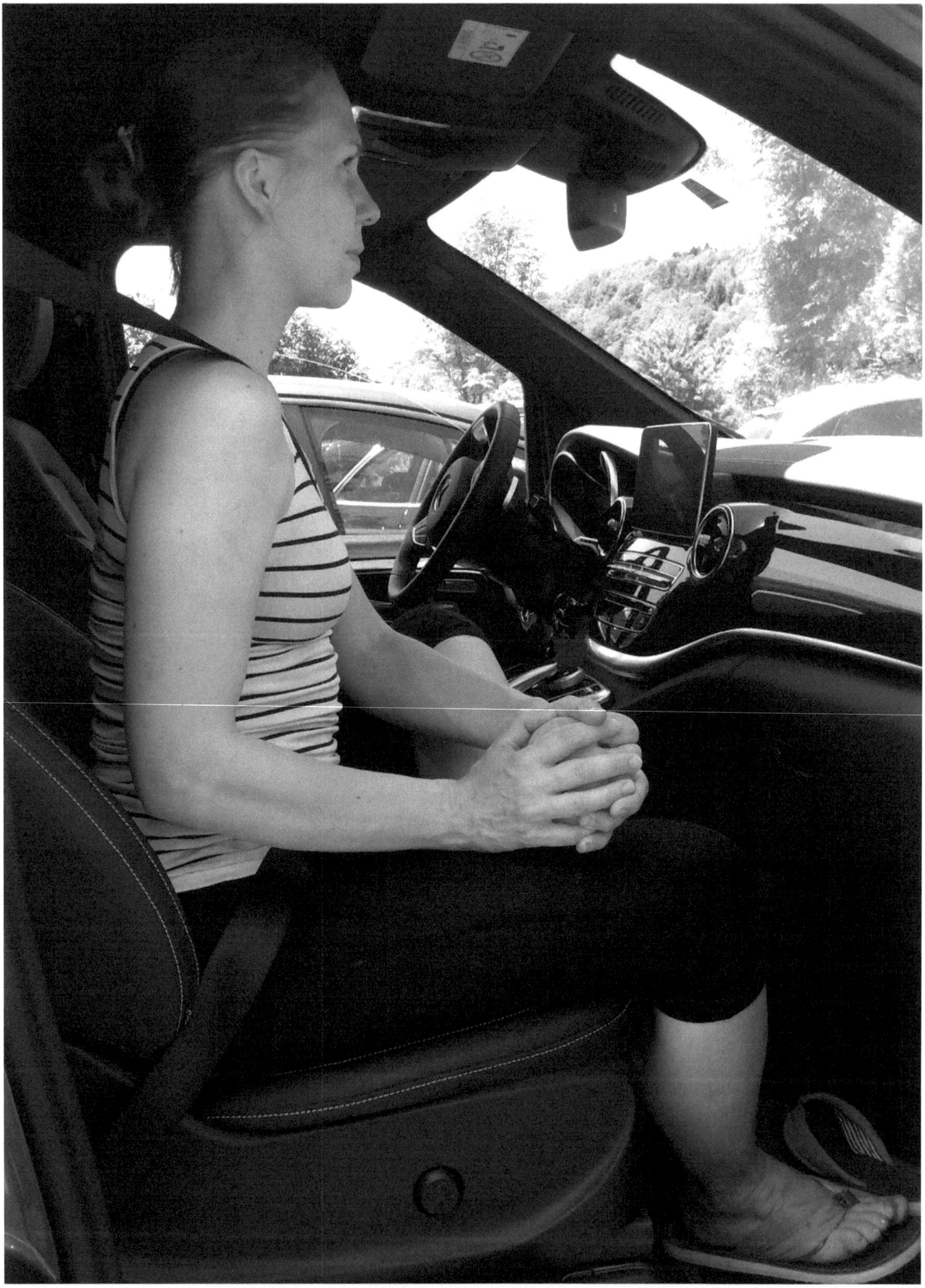

PO-DEHNUNG UND VENENPUMPE

Dass der Piriformis-Muskel für Ischias-Schmerzen verantwortlich ist, hast du bereits an anderer Stelle gelesen (Seite 56, Seite 68).

Schon wieder Ischias? Nein, nur die Prophylaxe.

Speziell dann, wenn du viel im Auto unterwegs oder häufig in sitzender Position anzutreffen bist, kannst du diesem kleinen, aber umso wichtigeren Muskel gar nicht genug Beachtung schenken.

Spätestens, wenn du als Schwangere mit Ischias-Schmerzen zu tun hast, wirst du ein halbes Königreich dafür geben, wieder schmerzfrei zu sein.

Nimm das linke Bein, lege es auf deinen rechten Oberschenkel und ziehe die Ferse zu dir heran. Dehne so die Unterseite deines linken Oberschenkels bis in den Po hinein. Halte die Übung für etliche Atemzüge.

Stelle das linke Bein wieder ab und wechsle die Seiten, indem du das rechte Bein auf den linken Oberschenkel legst und nun die rechte Ferse zu dir heranziehst.

Diese Übung kannst du auch zu Hause sehr gut durchführen.

Wenn du außerdem etwas für deine Venen tun möchtest, dann aktiviere deine Venenpumpe. Ziehe dazu die Zehenspitzen kräftig nach oben und halte die Position für einige Sekunden. Wiederhole die Venenpumpe etliche Male, bis du das Gefühl hast, dass sich die Durchblutung deiner Beine verstärkt.

Die Venenpumpe ist vor allem auch für Langstreckenflüge empfehlenswert, wenn du wirklich über viele Stunden mit abgeknickten Beinen sitzen musst. Nimm sie in dein Bewegungsrepertoire auf. Deine Füße werden es dir danken.

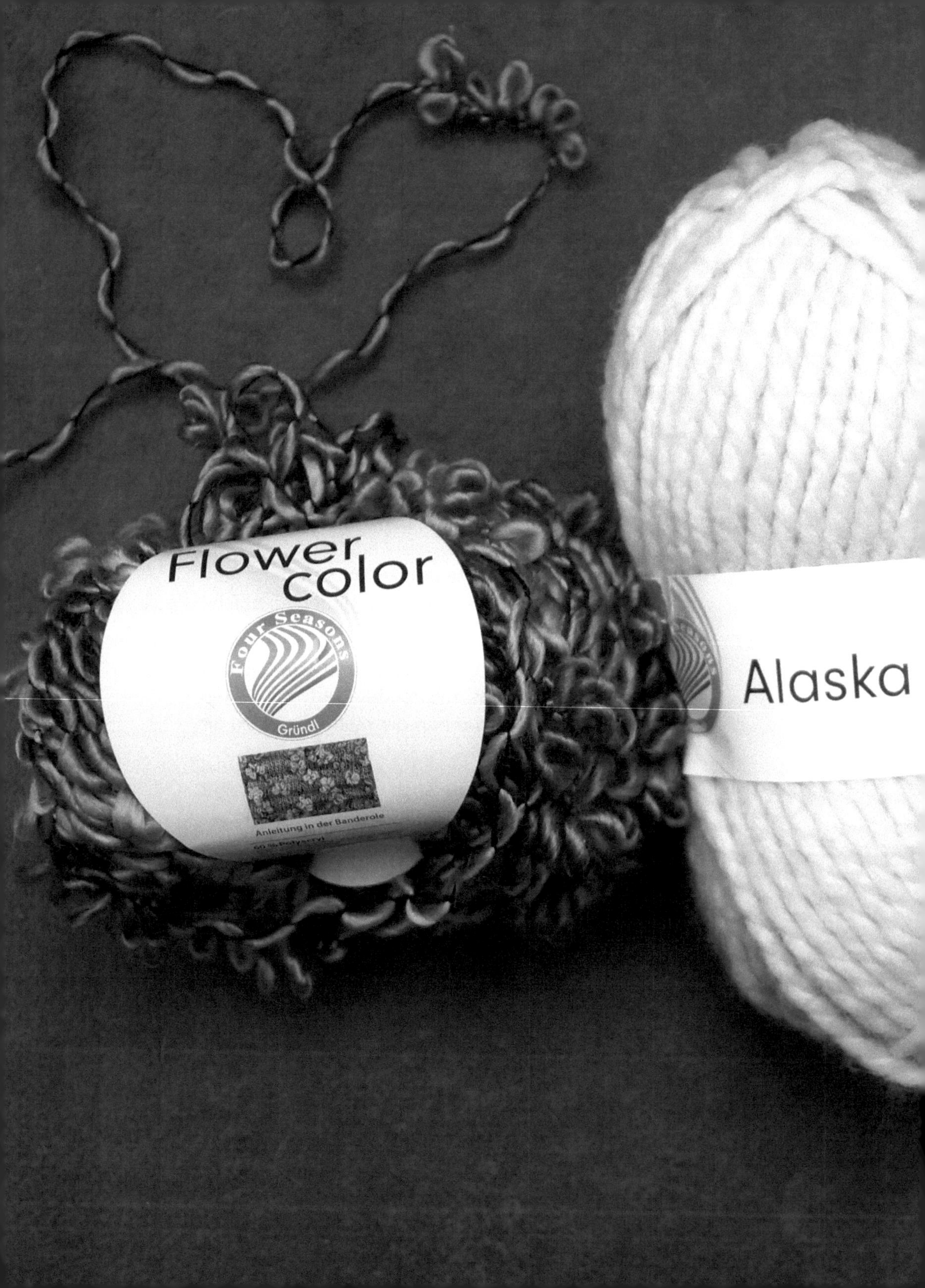
Flower
color
Four Seasons
Gründl
Anleitung in der Banderole
Alaska

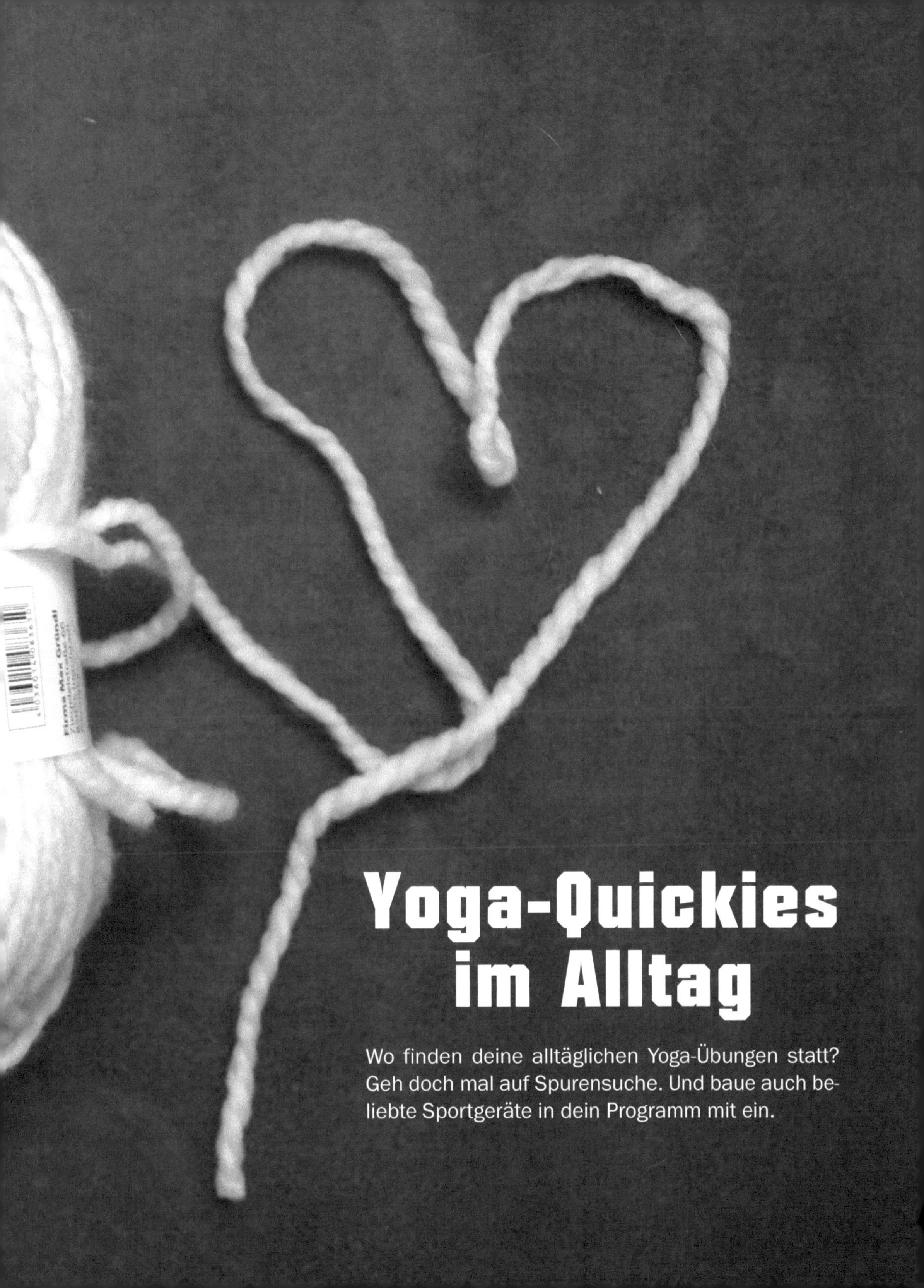

Yoga-Quickies im Alltag

Wo finden deine alltäglichen Yoga-Übungen statt? Geh doch mal auf Spurensuche. Und baue auch beliebte Sportgeräte in dein Programm mit ein.

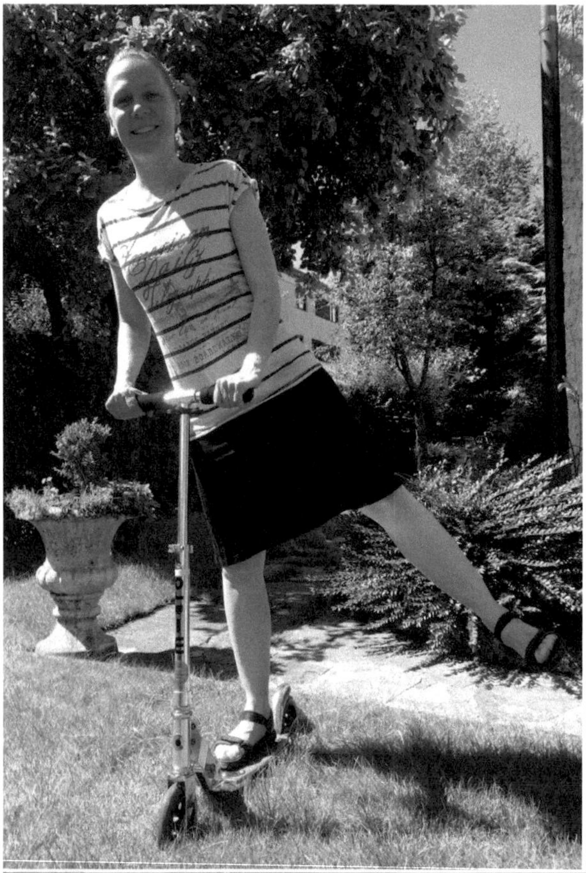

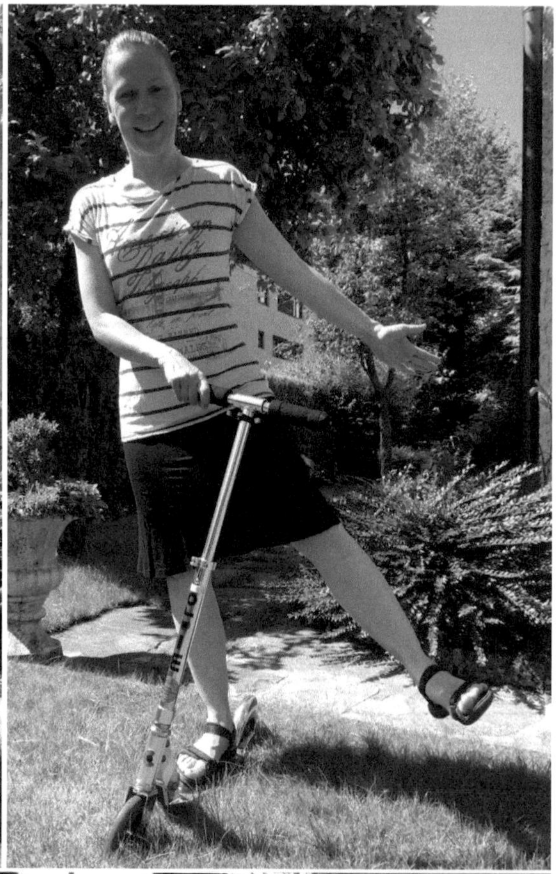

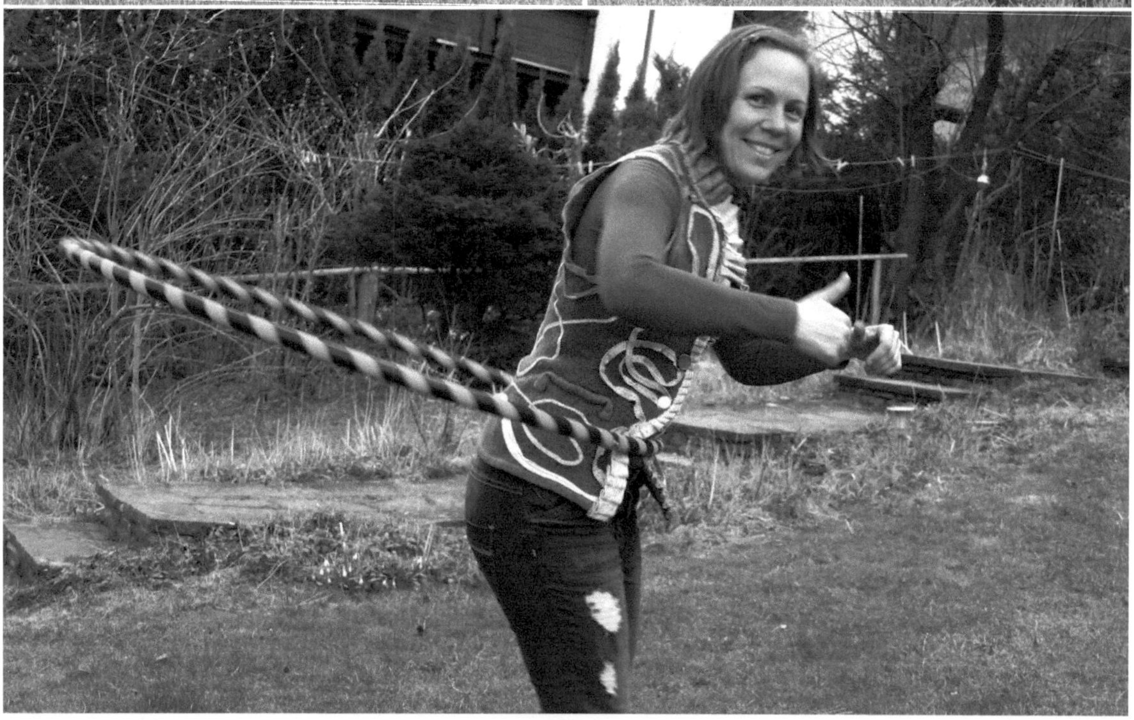

SCOOTER, IMMER-DAS UND HULA-HOOP

Ich persönlich liebe zum Beispiel den Scooter. Du kommst damit bequem und rasch in Innenstädten, am Flughafen oder beim Verfolgen des Laufrad fahrenden Kindes voran. Man kann aber auch, wie auf Bild 1 und 2 gezeigt, zum Spaß ein paar yogische Balanceübungen darauf machen.

Wie wäre es außerdem mit diesen regelmäßigen Yoga-Quickies, die sich überall durchführen lassen:

- Zehenstand (siehe Seite 36) beim normalen Stehen (während du wartest, kochst, Zähne putzt oder sonstige Dinge ausstehst)

- angenehme Dehnung deiner Brust und des Herzens (siehe Seite 25), denn die meisten von uns neigen dazu, nach vorne gekrümmt zu arbeiten (PC-Arbeit!), zu stehen oder zu gehen

- Weglassen von bequemen Sitzgelegenheiten und Ausbildung der Oberschenkelmuskulatur (siehe Seite 61); für das notwendige Sitzen auf herkömmlichen Stühlen eignen sich zur besseren Aufrichtung der Wirbelsäule ein Keil- oder Balancekissen.

- Hüftöffnung im Schmetterling, während du morgens noch im Bett liegst (siehe Seite 9)

Liebst du außerdem das hier so sehr wie ich?

- Entkrampfe dich total und schwinge den massierenden Hula-Hoop-Reifen um dich herum! Seit du ein Kind warst, hat sich hier einiges getan, es gibt inzwischen Fitness-Reifen in verschiedenen Gewichtsklassen. Hula-Hoop ist kein Yoga? Von wegen! Den Reifen nicht fallen zu lassen braucht kräftige Muskeln und Konzentration. Und wenn das noch nicht genug Herausforderung für dich ist, dann hebe beim Wirbeln ein Bein vom Boden ab, neige dich nach vorn oder zurück oder geh dabei in die Knie.

Du siehst, Yoga ist – richtig: einfach überall!

JETZT BIST DU DRAN!

Notiere dir hier deine liebsten Yoga-Übungen. Alles ist erlaubt!